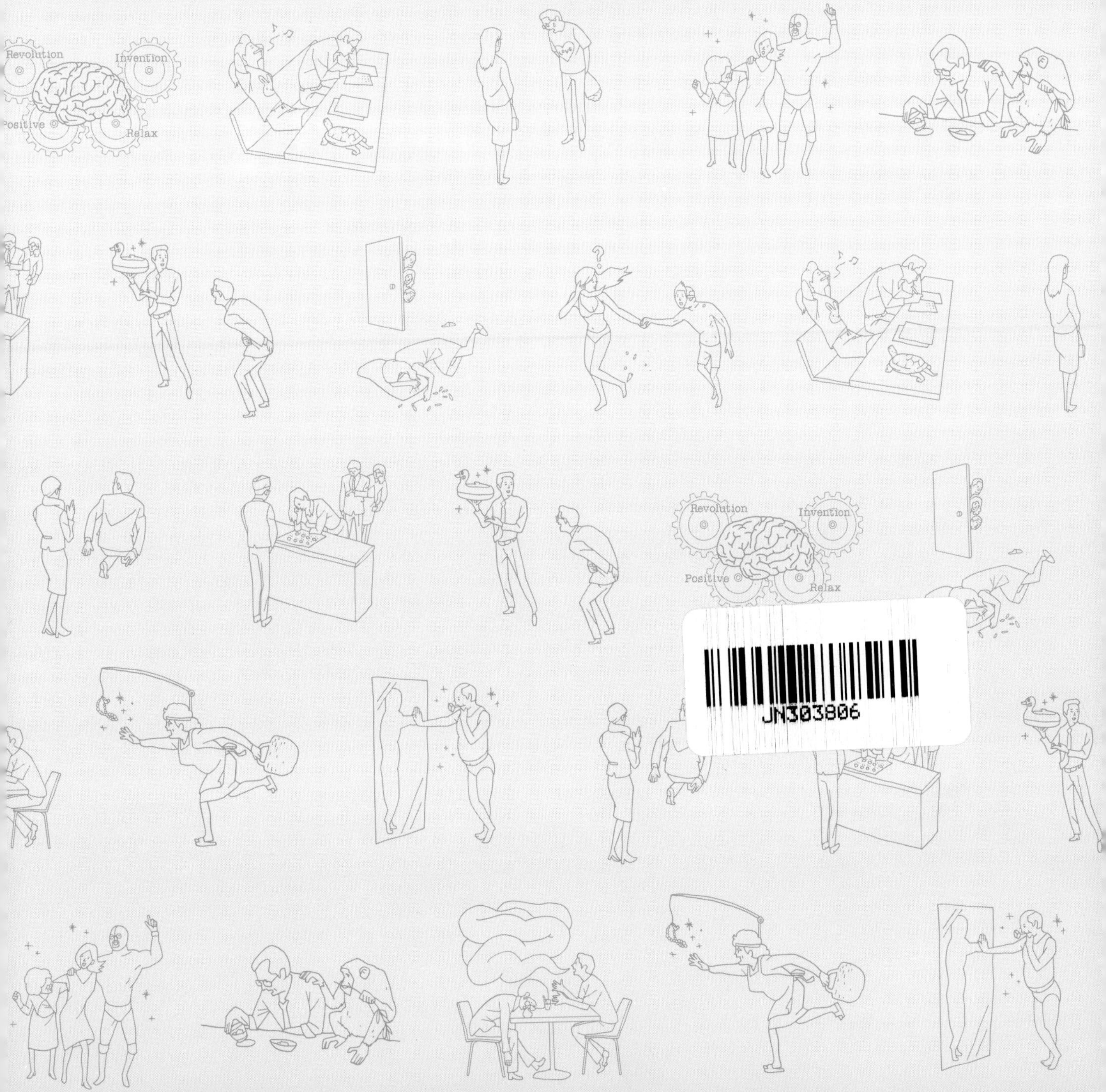
Revolution
Invention
Positive
Relax

Trick Eyes

もっと脳が活性化する魔法のイラスト集

トリック・アイズ ブレイン2

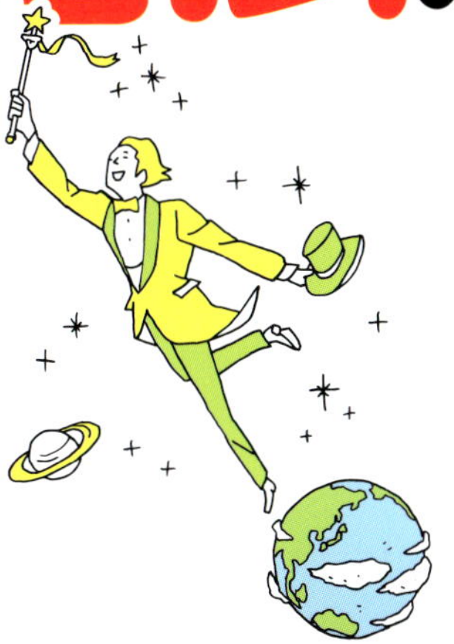

トリック・アイズ ブレイン2

Trick Eyes Brain 2

立命館大学文学部人文学科心理学専攻教授
北岡明佳 著

KANZEN

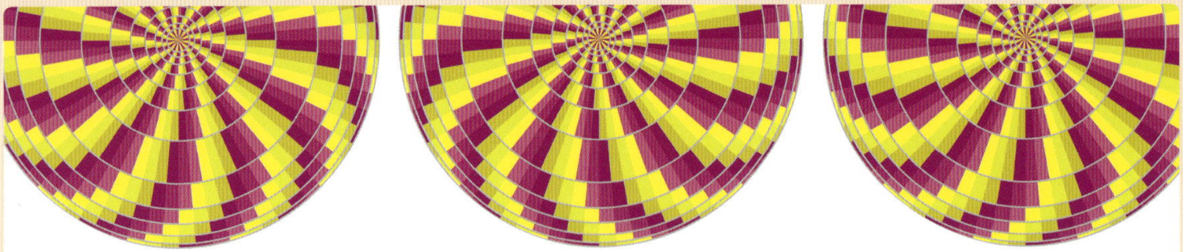

ながめるだけで脳力アップ!!

世にも不思議な「錯視《さくし》ワールド」

止まっているものが動いて見えたり、回転したり、直線がゆらゆら動いて見えたり、いきなり消えてしまったり……。不思議な錯視ワールドに一歩足を踏み入れれば、あなたは自分の目が信じられなくなるかもしれない!?

本書は『トリック・アイズ ブレイン』の第2弾！　収録された錯視デザインはすべて北岡明佳氏によって制作されたものです。「頭の回転をアップさせたい」、「ポジティブになりたい」、「創造力を高めたい」、「心をリラックスさせたい」、そんな悩み多き現代人に贈る不思議なイラスト集。パワーアップした錯視の魔法にあなたもかかってみませんか？

脳が感じる錯視の世界へ！

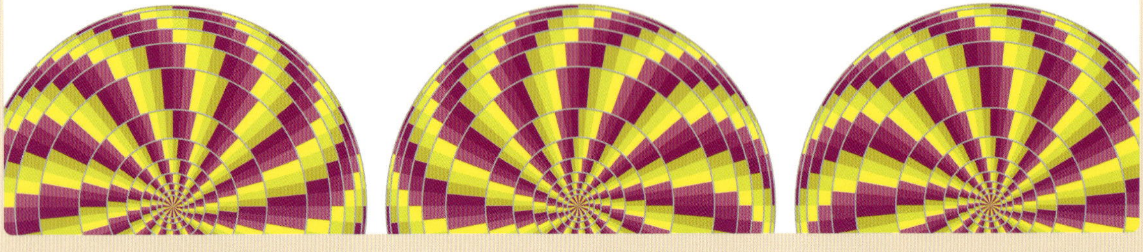

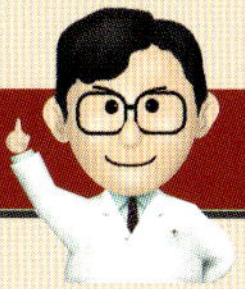

錯視は目ではなく脳が感じている！

◎魔法のイラストで脳を活性化？

錯視《さくし》というのは、わかりやすくいうと目の錯覚のこと。私たちがものを見ているとき、自分が見ているものが正しく見えているように感じても、実際は正しくない見え方をすることがあります。目で見た物体の手がかりをもとに脳が「これは○○である」と勝手に判断してしまうからです。ものを見る仕組みそのものがトリックでできているので、誰もが簡単に錯視の術にかかってしまうわけです。

この本にはたくさんの錯視デザインが載っています。読者の皆さんは、“魔法のイラスト”を見て「きれい」「面白い」「なぜそうなるんだろう？」と思うでしょう。でも実は魔法がかかっているのはイラストではなく皆さんの脳のほうなのです。様々な錯視による驚きの連続が、あなたの脳をさらに活性化させるはずです。

◎錯視は脳で起こっている！

錯視と脳の関係については、最近研究が盛んになってきています。ツェルナー錯視（図A）を例にとってみましょう。4本の横線は物理的には互いに平行な水平線ですが、上から右・左・右・左に傾いて見えます。2本の線が交差した時に、その鋭角側を実際よりも大きく見せる方向に線分が傾いて見えるのです。「ツェルナー錯視は第一次視覚野（大脳の後頭葉にある視覚皮質の一領域）における方位選択性ニューロン（ニューロンとは神経細胞のこと）の相互作用の結果である」という有力な仮説があります。

図A：ツェルナー錯視

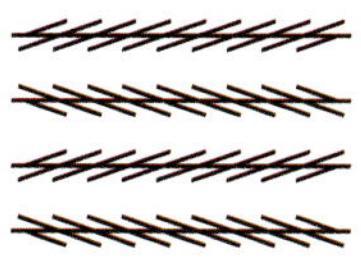

第一次視覚野には、特定の線分の傾きに応答する方位選択性ニューロンが整然と並んでいます。例えば、垂直線（図B赤）に応答するニューロンは、第一次視覚野の特定の部位（図C赤）にかたまっています。水平線（図B緑）なら図C緑の部分、45度の斜線（図B青あるいは黄）なら図C青あるいは黄の領域となります。

図B：いろいろな傾きの線分刺激　図C：第一次視覚野における線分応答の模式図

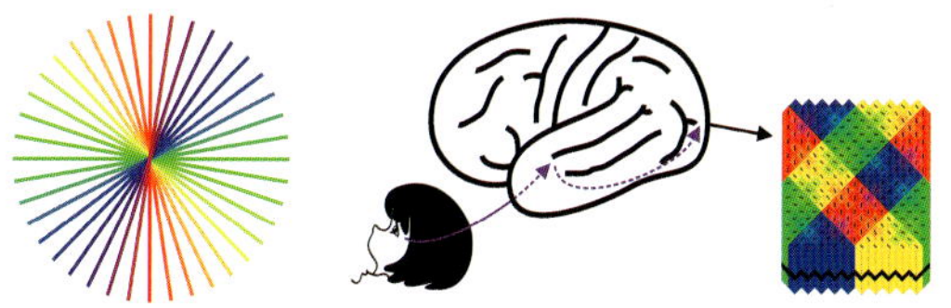

※この模式図は、公表されているデータに基づいて著者が独自に考案した方位選択性コラムの配列図です。公表されている配列図とは一部異なるところがあります。

今はまだ無理なのですが、人間が傾き錯視を見たときの、方位選択性ニューロンの応答のダイナミックな変化を、図Cの色の変化として可視化できる日も来るかもしれません。

北岡明佳
立命館大学文学部人文学科心理学専攻教授

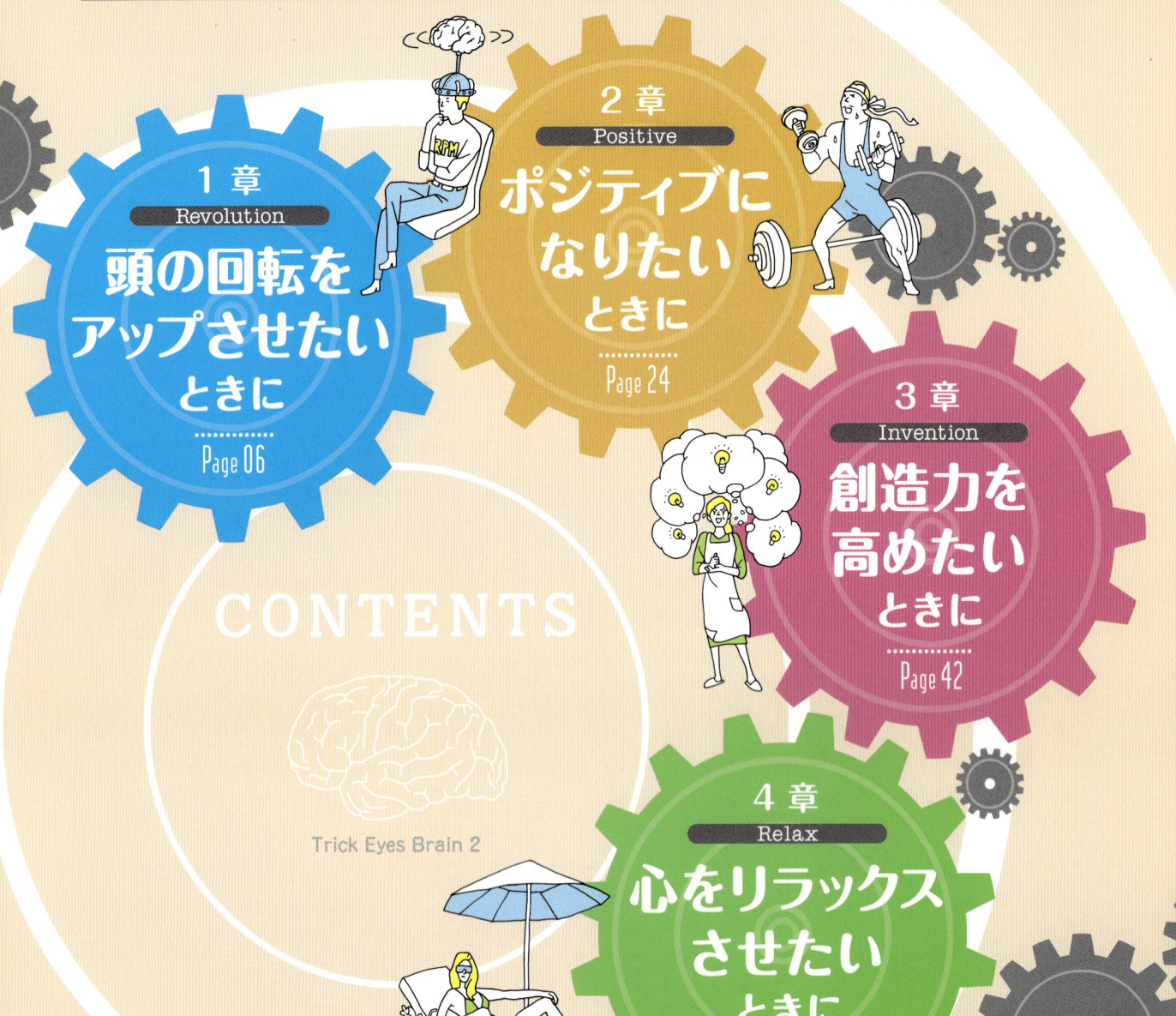

CONTENTS

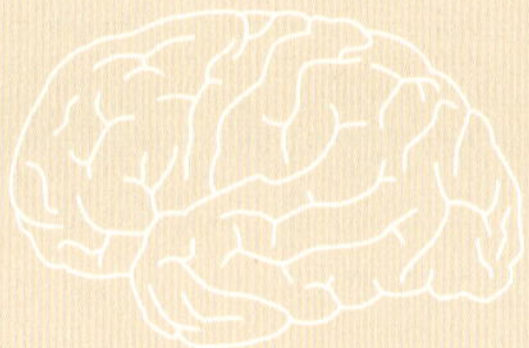

Trick Eyes Brain 2

本書の使い方

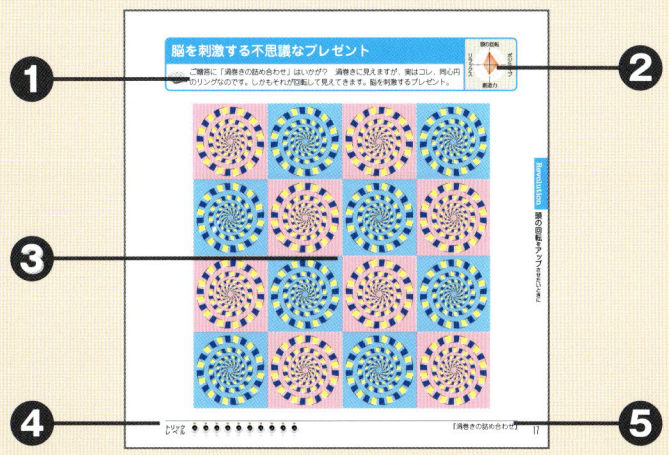

本書には、それぞれの章に「頭の回転をアップさせたいときに」「ポジティブになりたいときに」「創造力を高めたいときに」「心をリラックスさせたいときに」というテーマがあります。あなたがいま必要なテーマを選んで、脳を活性化させましょう。錯視デザイン作品を収録したページには、次の5つの要素があります。

❶― 見え方

作品に含まれる錯視の種類や、その錯視を見るための方法が書かれています。ながめるだけで見えてくる錯視が多いですが、より錯視を感じるためにこのアドバイスを参考にしてください。

❷― 錯視グラフ

著者が評定した、作品のもつ“頭の回転”“ポジティブ”“創造力”“リラックス”の度合いをグラフで示したものです。例えば、“頭の回転”は、頭の回転がアップする度合いを表しています。

❸― 錯視デザイン作品

著者制作の錯視デザイン作品。

❹― トリックレベル

著者が評定した、錯視量（錯視の強さ）を目のアイコンの数で表しています。アイコンの数が多いほど錯視効果が強い作品です。

❺― 作品名

錯視デザイン作品のタイトル。

1 章 Revolution

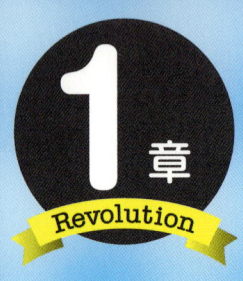

頭の回転をアップさせたいときに

ここは、次のような症状がある方のための章です。あなたはいくつ当てはまりますか?

[優柔不断はNG]

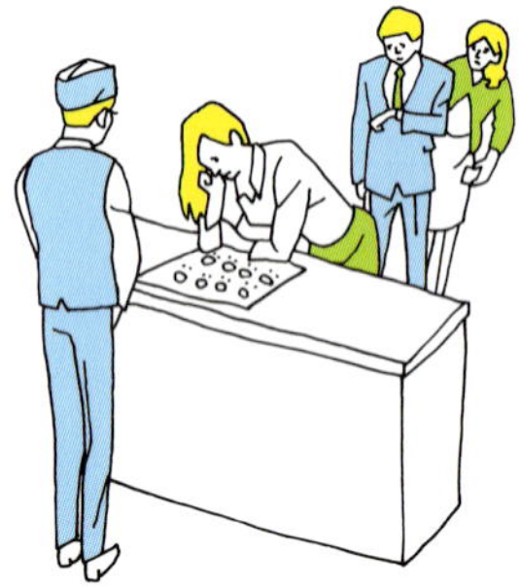

いざというときに決断力を発揮できないと、まわりにも迷惑! スマートな大人になりたいあなたへ。

[脳年齢65歳]

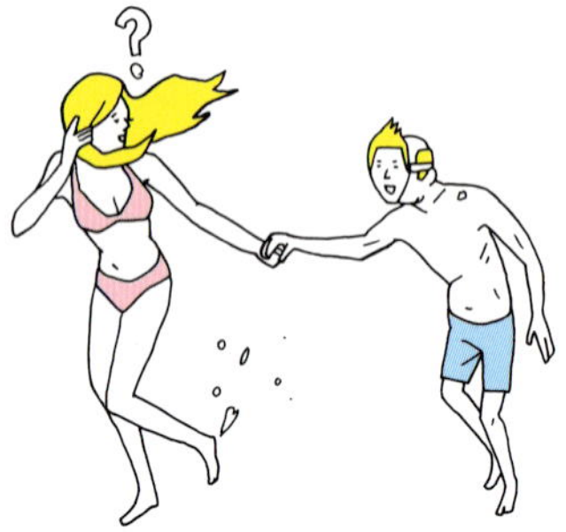

話してる相手が思い出せない……そんな冷や汗体験はありませんか? 脳の衰えを感じるあなたへ。

[機転がきく!]

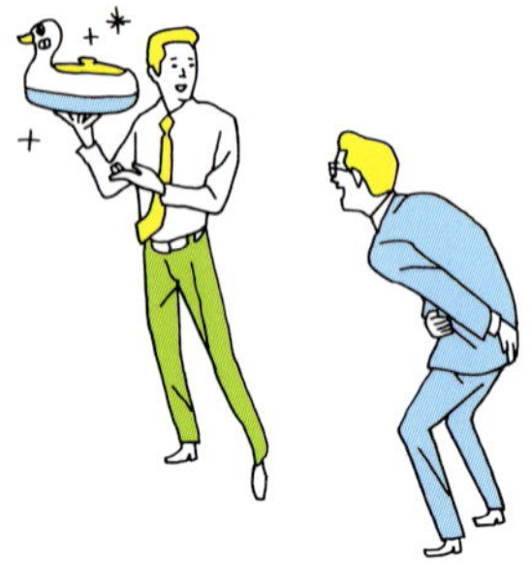

上司や仲間に信頼されたいあなた、相手が今いちばん何を求めているのかを見極めましょう。

[オチがない……]

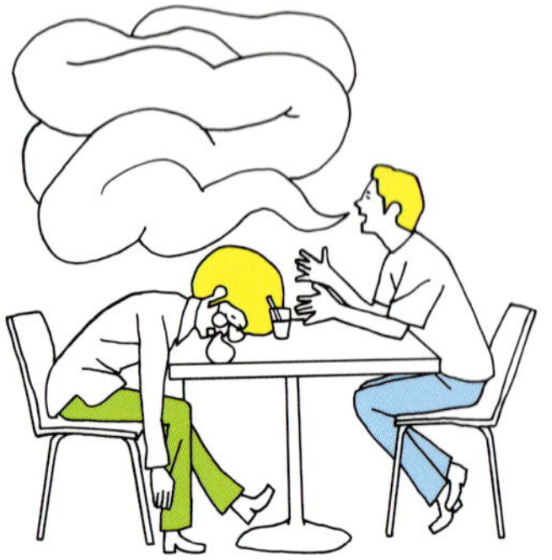

気分よく話してたけど、いつの間にか「何の話だったっけ!?」。それじゃ聞くほうも疲れますって!

[気遣いの達人]

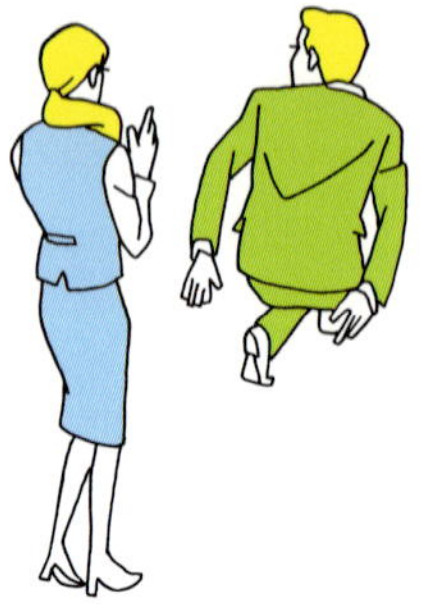

さりげない心配りができれば好感度もアップ! 女ゴコロ・男ゴコロのわからない鈍感なあなたへ。

[余裕しゃくしゃく]

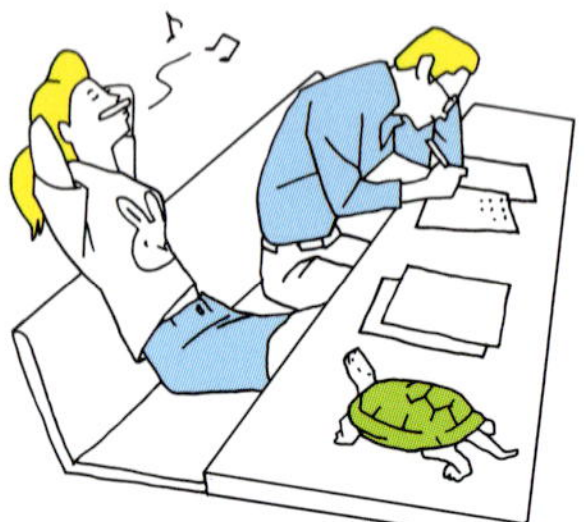

ひとつのことに根を詰めるのも考えもの。どんなときも周囲を見渡せるような余裕が大事です!

使えば使うほど脳は活性化する！

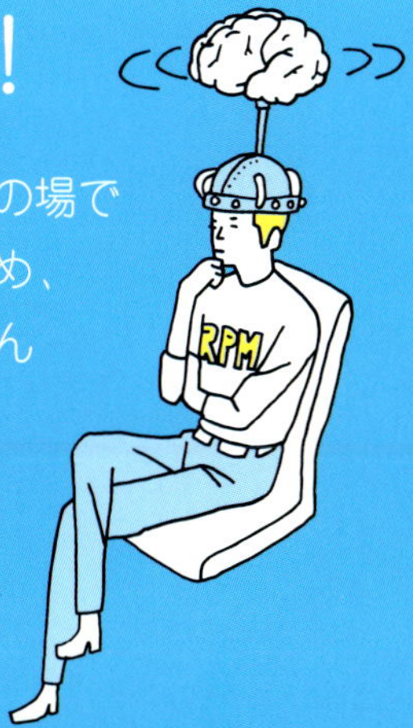

クリックひとつで気軽にオンライン・ショッピングというのは今や当たり前。最近では、改札を通るにも、お店で買い物をするにも、ICカードやケータイをピッ！　便利な世の中になったものです。でも、ちょっと待って。近頃、ずいぶん頭を使ってないような……。数人で飲んだあとで割り勘にしようなんていうときも、ついケータイの電卓機能に頼ってしまいませんか？　頭は使わないとサビついてしまいます。頭の回転が鈍って本来の能力が衰えてしまわないように、脳を活性化させましょう。

さまざまな局面でスピードを求められる現代社会。ビジネスの場では、効率よく情報を集め、素早く判断を下す、そんな機動力が大きな武器になります。恋愛でも、機転をきかせ、さりげない心遣いを見せられれば、あなたの好感度は急上昇！　頭の回転をアップさせれば、あなたの魅力を一段と発揮できるはずです。

頭の回転をアップさせるために、脳を刺激するサークル系の錯視を中心に集めました。

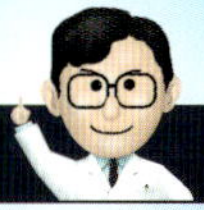

錯視家《イリュージョニスト》キタオカ's Voice

阿波踊りという盆踊りが徳島県にあります。県外人にとっては、「踊る阿呆に見る阿呆、同じアホなら踊らな損々」という囃子詞（はやしことば）で有名です。「見るよりは踊ったほうが楽しいよ」と言っているわけです。それは脳も同じことで、使わないよりは使ったほうが楽しいことが多いのです。

筋肉は使わないとだんだん萎縮していきますが、脳は使わないと萎縮するということはありません。だからといって使わないでいると、だんだん頭を使うのが億劫になります。認知心理学の研究からは、記憶の検索速度（物事の思い出しやすさ）は、関連したスキーマ（知識）の活性化の程度に依存することがわかっています。記憶の検索速度が速いと、その分野では頭がよい人として大切にしてもらえます。それはきっと楽しいことですから、脳は適度に活性化させておくことが、心身の健康によいでしょう。

グルグル回るにぎやかな蛇！

とぐろを巻いた無数の蛇がグルグルと回転しています。怖がらないでじっと見つめれば、脳内細胞もグルグルと回りだし、頭の回転もアップすることでしょう！

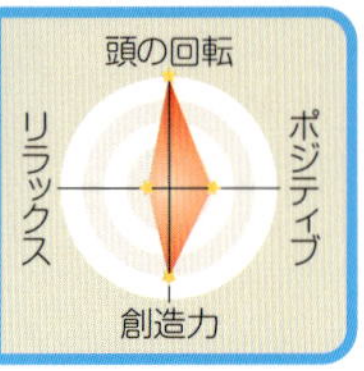

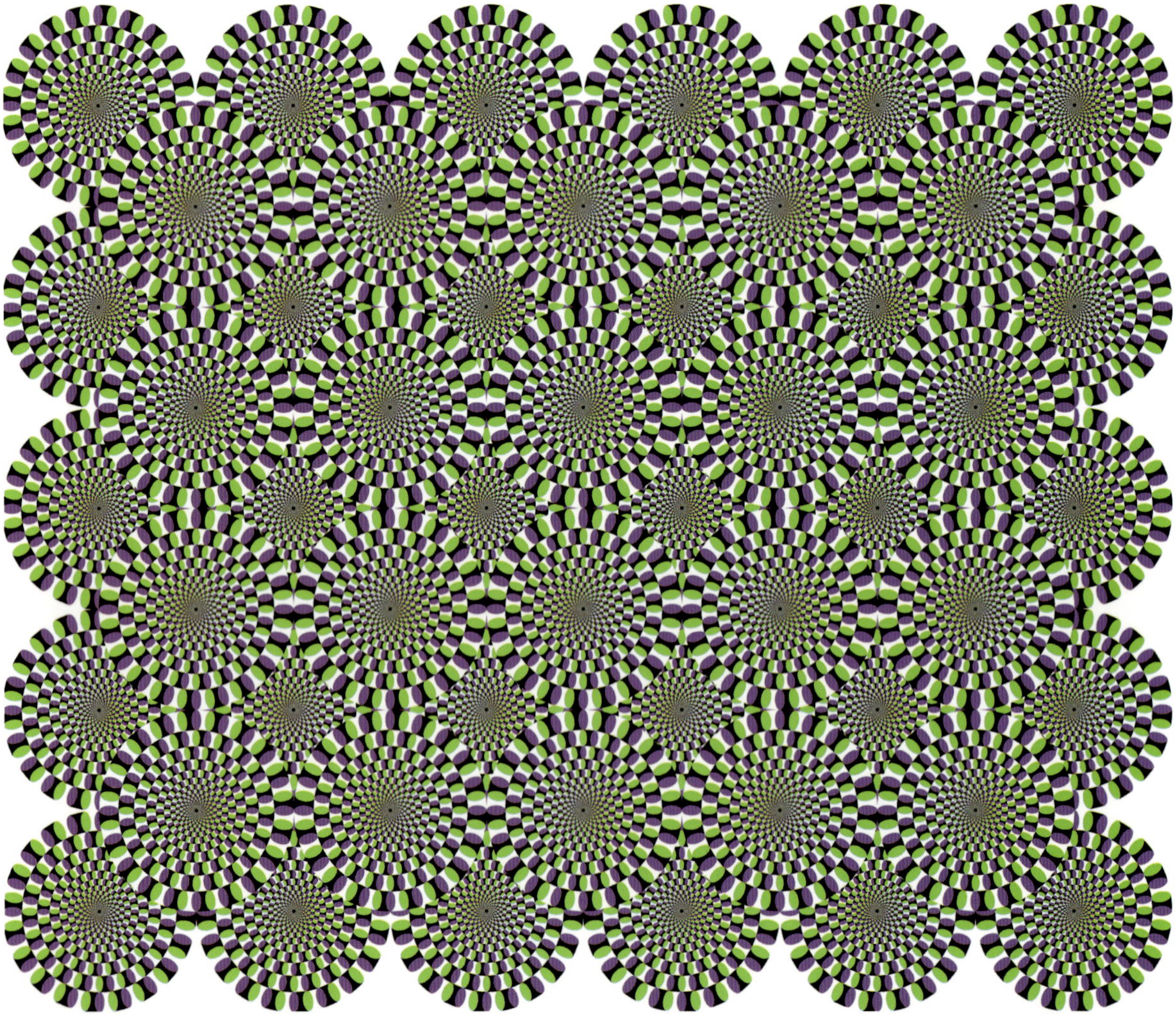

トリックレベル

『紫と緑の蛇の回転』

拡大する渦巻き！ 縮小する渦巻き！

左の渦巻きは拡大し、右の渦巻きは縮小して見えます。催眠術でもかけられているような、なんとも不思議な気持ちになる錯視。脳への刺激を実感してみて。

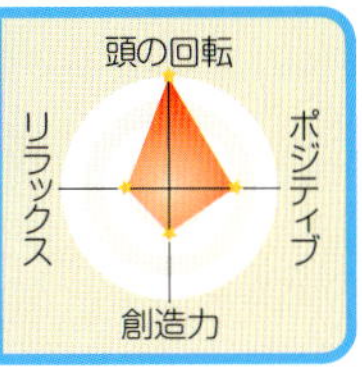

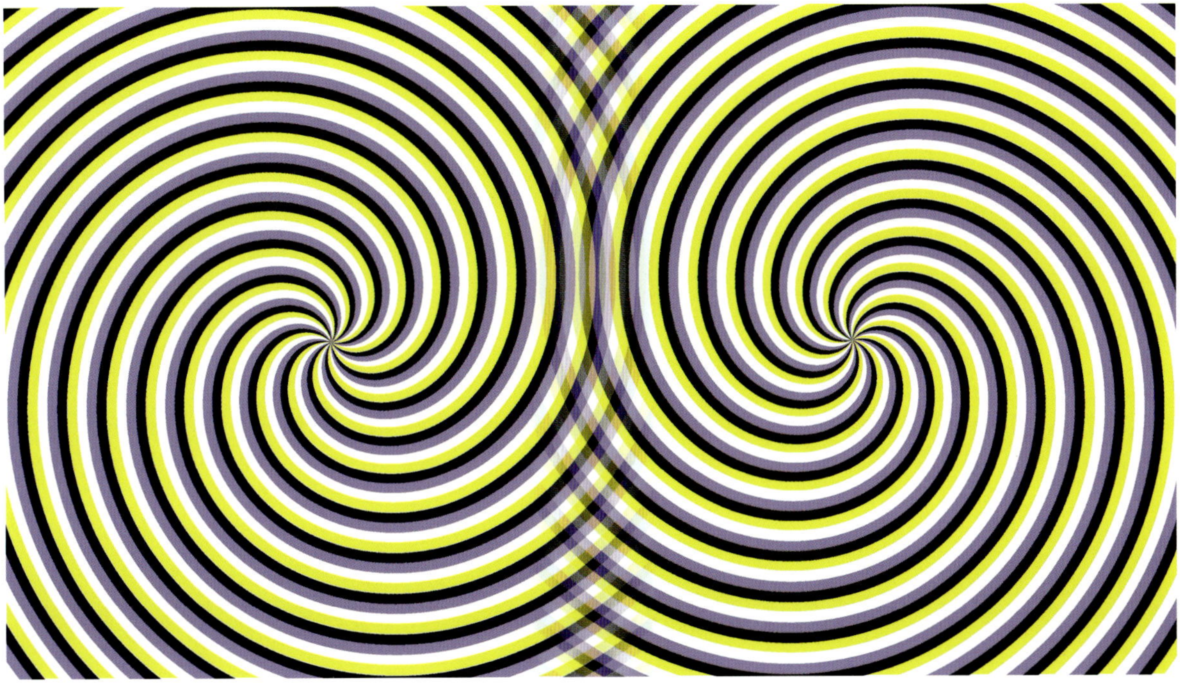

トリックレベル

『ニセ運動残効』

氷上を転がるカーリングのストーン

カーリングのストーンが６個、氷上をゆっくりゴロゴロと回転して迫ってきます。「氷上のチェス」とも呼ばれるカーリング。スリリングな頭脳戦で、あなたの脳もフル回転!?

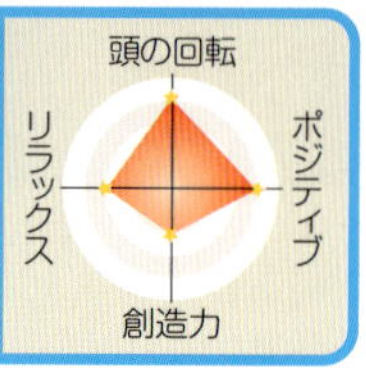

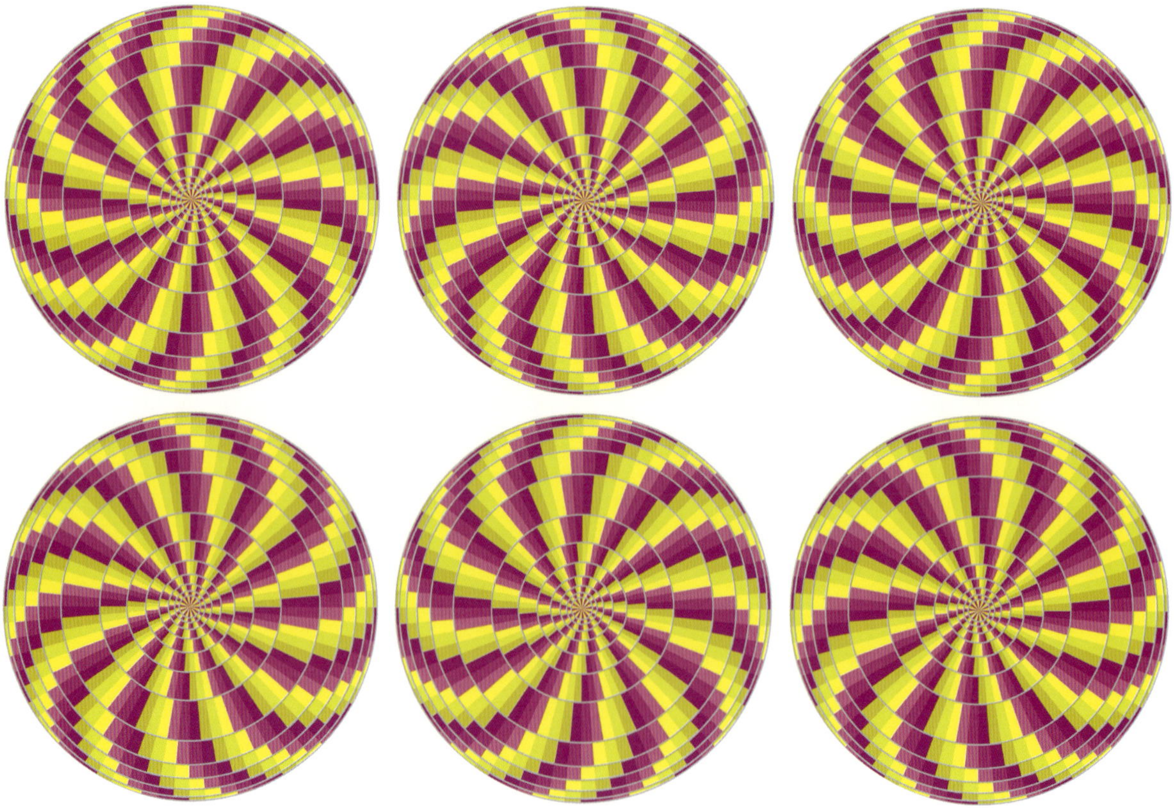

みの虫が右へ！ 左へ！

カラフルなみの虫が、上から左・右・左・右・左へとゆっくり動いています。彼らは一体どこへ行こうとしているのか!?

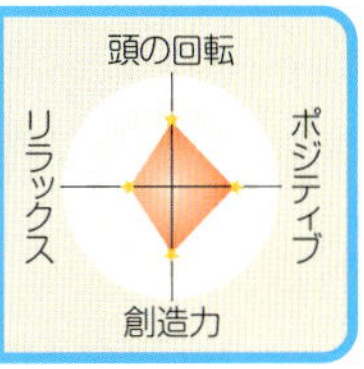

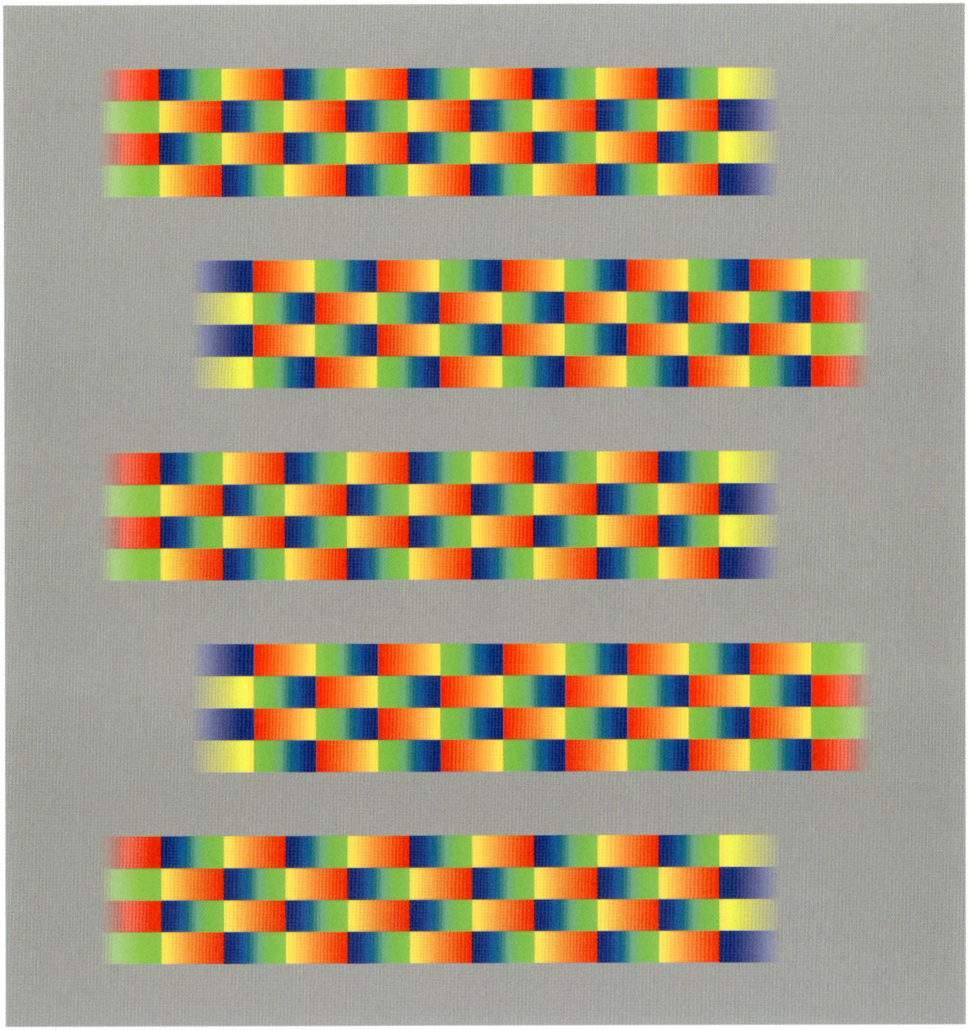

トリックレベル

『みの虫』

銀河の衝突で何かが生まれる!?

グルグルと回転する銀河。銀河が衝突すると爆発的に星が誕生します。このイラストをながめてると、あなたの脳内にも何かが生まれるかも!?

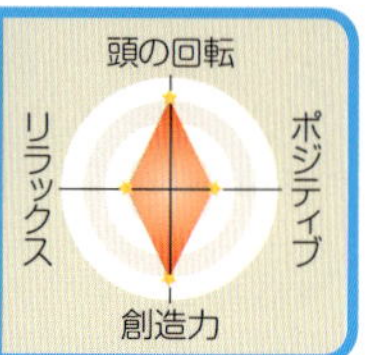

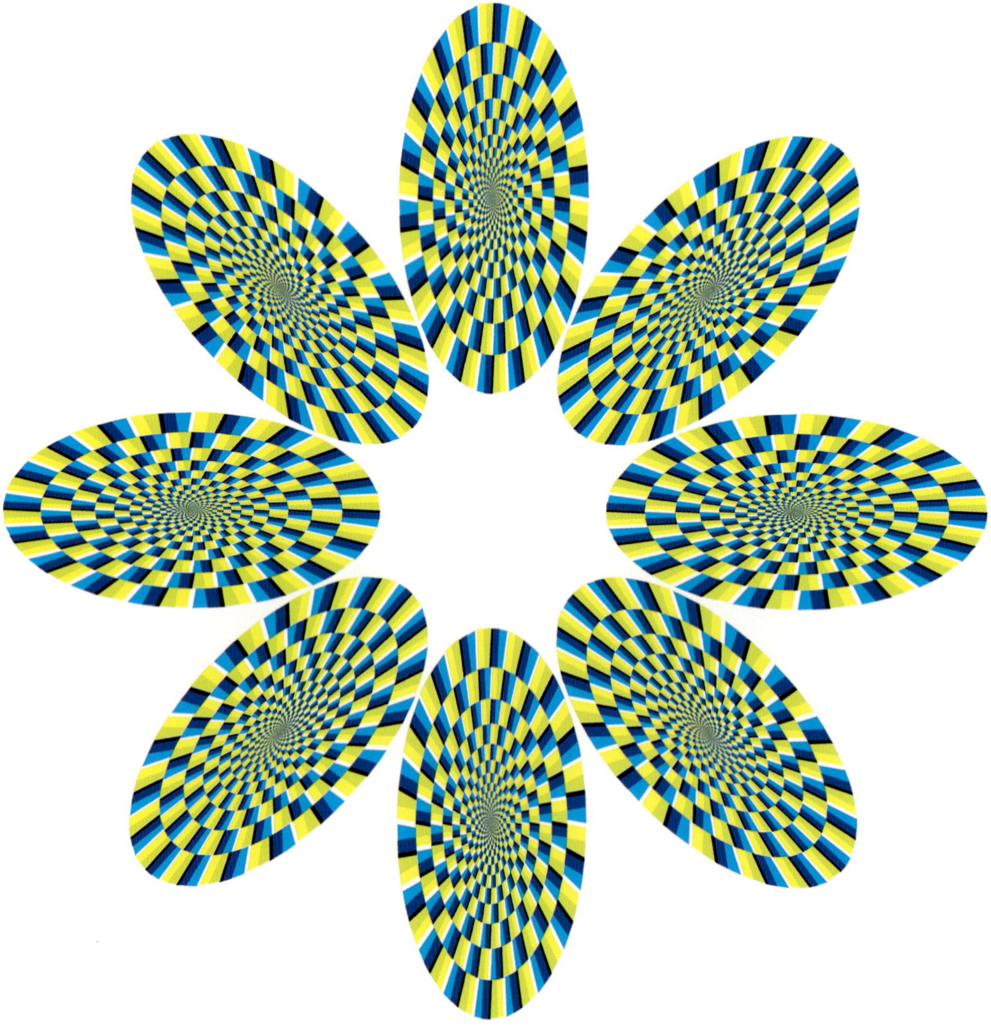

『銀河の衝突』

とぐろを巻いた蛇たちが複雑に動きだす！

とぐろを巻いた蛇の環が回転して見えます。まばたきをすれば、その動きはますます刺激的に！　時計回りだったり、反時計回りだったり、高速回転をはじめたり！

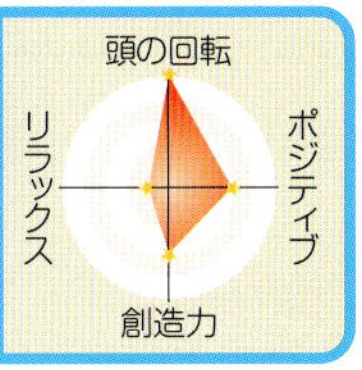

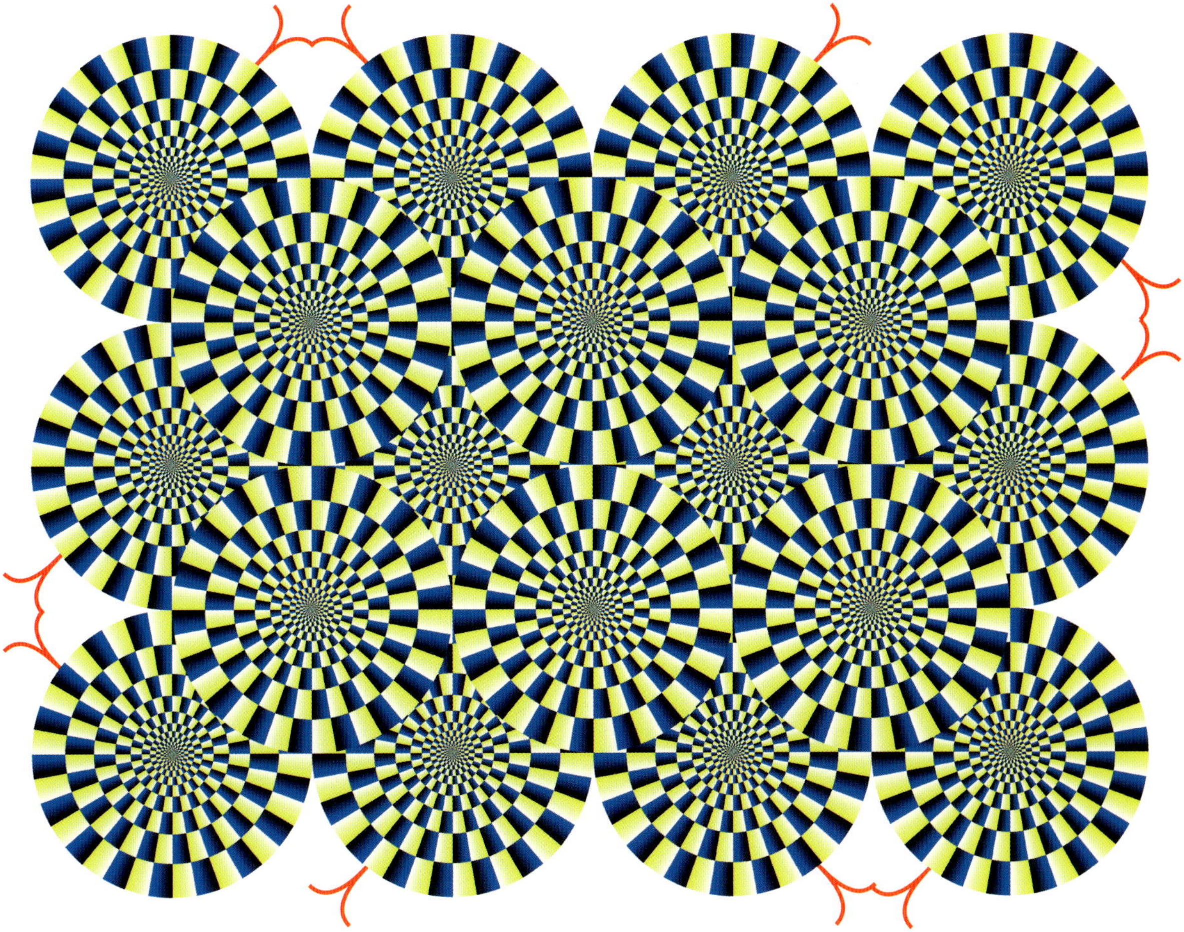

トリック
レベル

『蛇の回転・グラデーション版』

あなたも諸葛亮孔明になれる!?

六曜とは先勝・友引・先負・仏滅・大安・赤口のこと。諸葛亮孔明が発案して軍略に用いたとの俗説も。ギラギラと回転する円に刺激され、あなたの脳もスピードアップ！

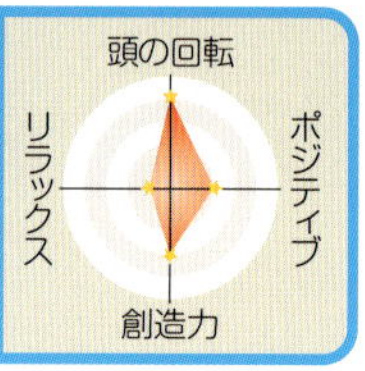

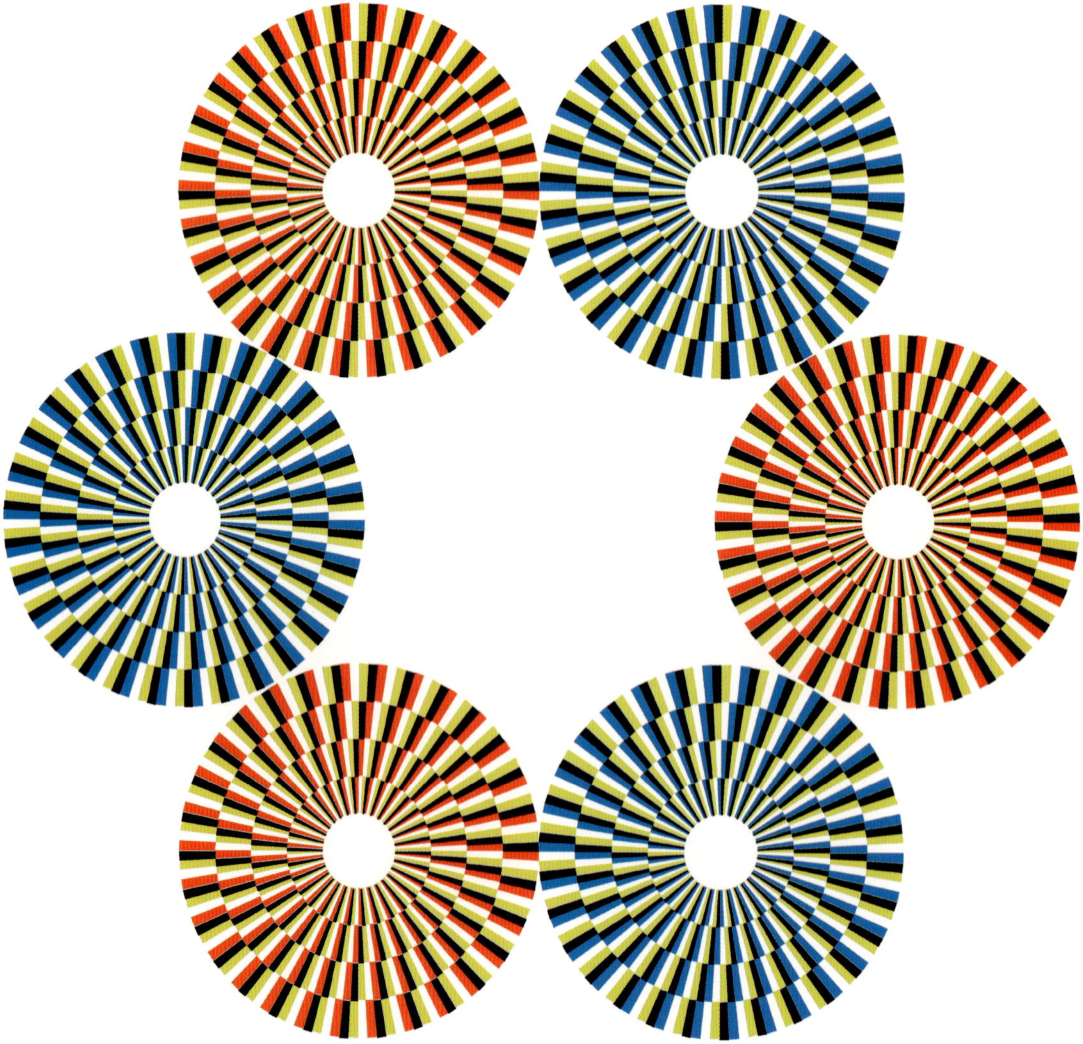

トリックレベル

『六曜星』

若返りのサクラソウ

サクラソウの円盤が左に回転して見えます。サクラソウは春先に花を咲かせることから「青春のはじまり」の象徴。これであなたの脳もあの頃のように若返ります!?

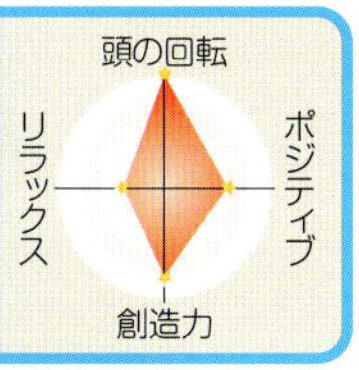

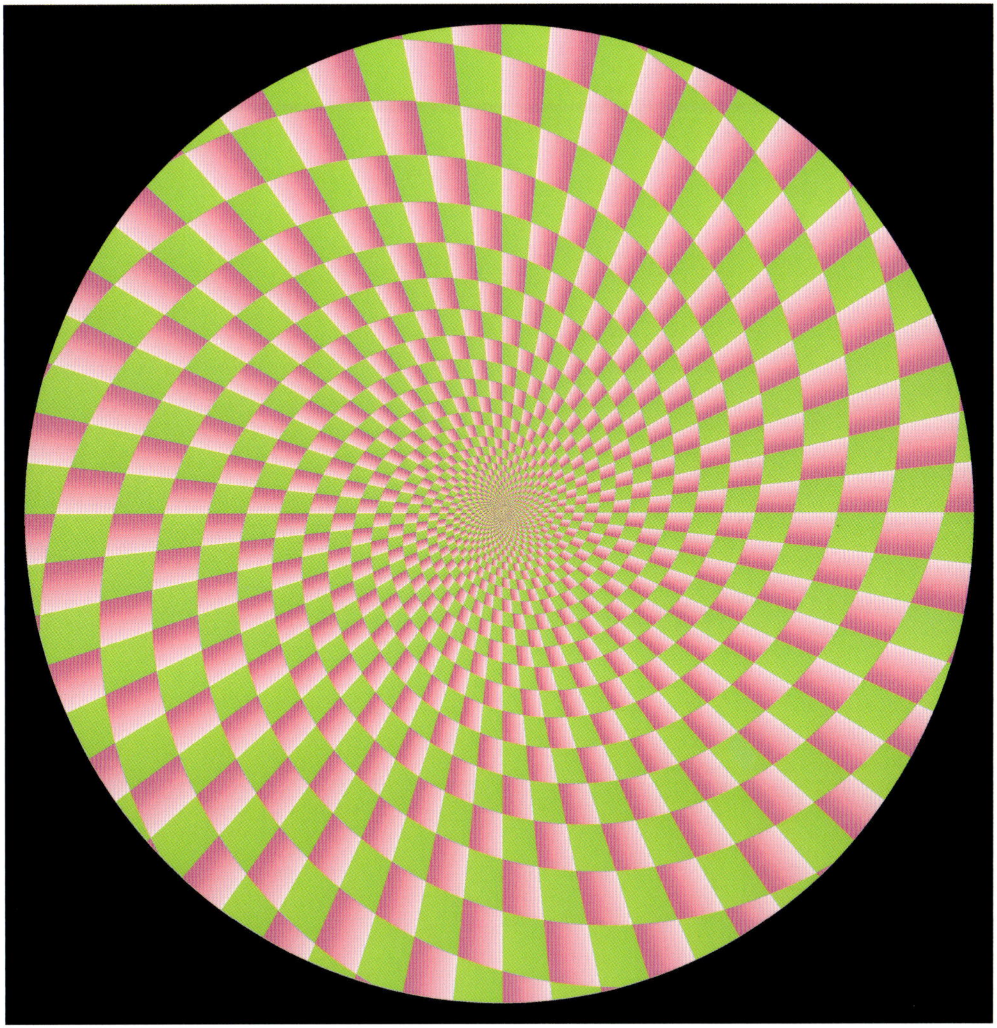

トリックレベル

『サクラソウの回転』

クルクルと舞うサクラの花びら

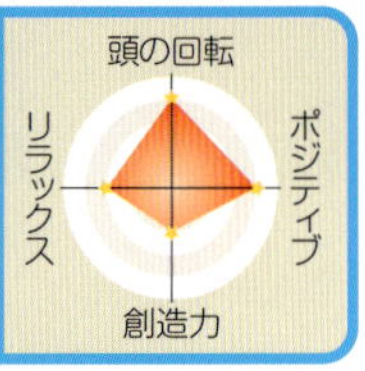

晴れわたった青空にサクラの花びらがクルクルと舞っています。満開のサクラの木の下を歩く自分をイメージすれば、頭はすっきり冴えわたるはず！

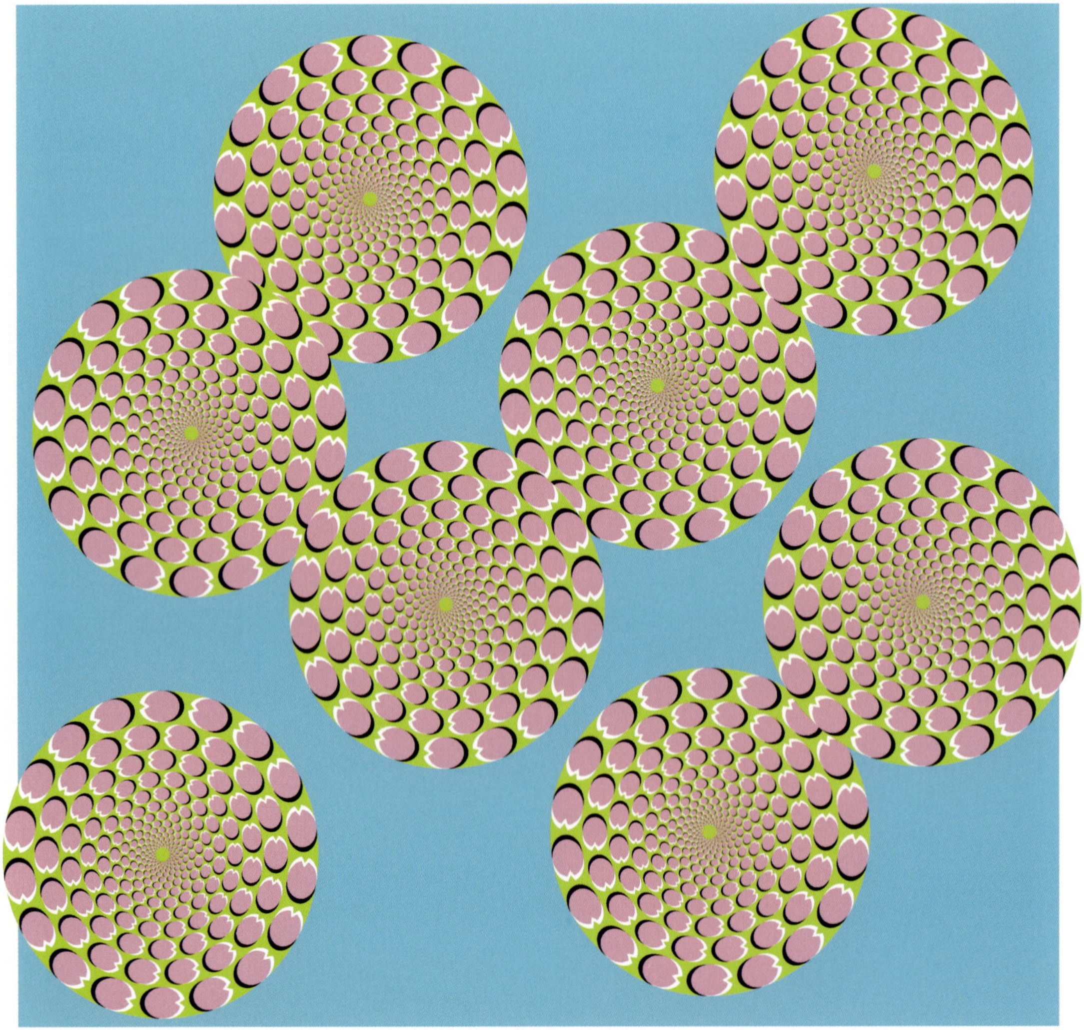

『サクラの回転2007』

トリックレベル

脳を刺激する不思議なプレゼント

ご贈答に「渦巻きの詰め合わせ」はいかが？　渦巻きに見えますが、実はコレ、同心円のリングなのです。しかもそれが回転して見えてきます。脳を刺激するプレゼント。

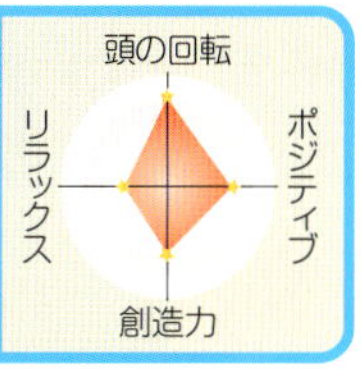

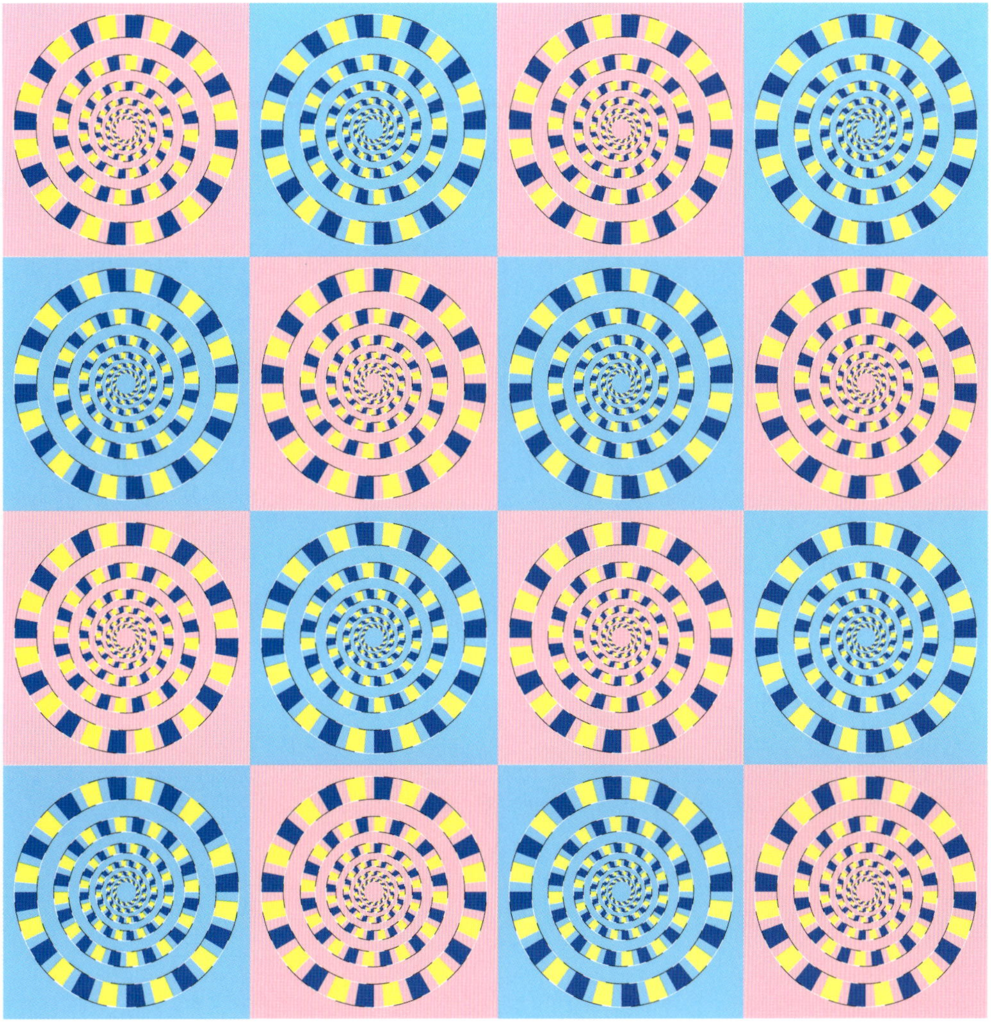

トリックレベル

『渦巻きの詰め合わせ』

世界初！ 動く錯視のオート・ステレオグラム

波打つように見えるこのイラスト。しばらくすると、奥行き方向に回転して見えてきます。世界初の動く錯視のオート・ステレオグラムを心ゆくまで堪能してください。

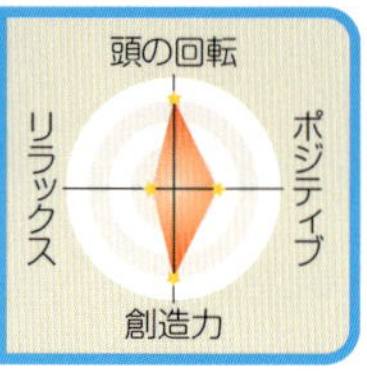

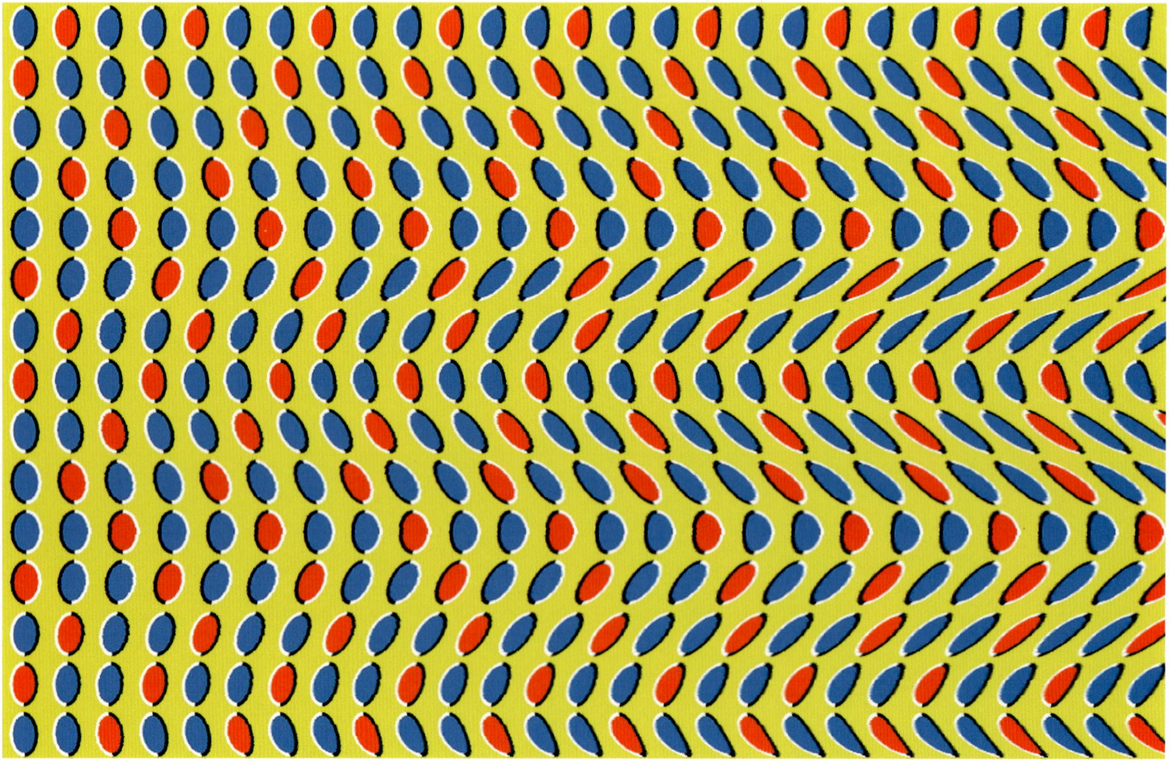

『波打ち図形の3D回転』

回るレモンの刺激的な酸味

何もしてないのに輪切りのレモンがクルクルと回転して見えます。まばたきをすると、回転は反対方向へ。刺激的な酸味があなたの頭に喝！　スッキリするでしょう？

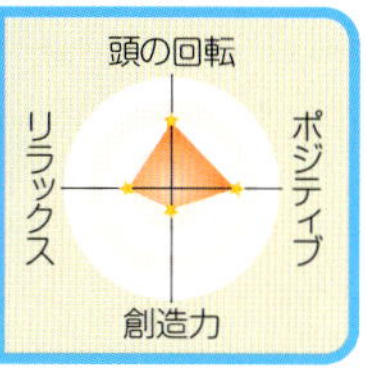

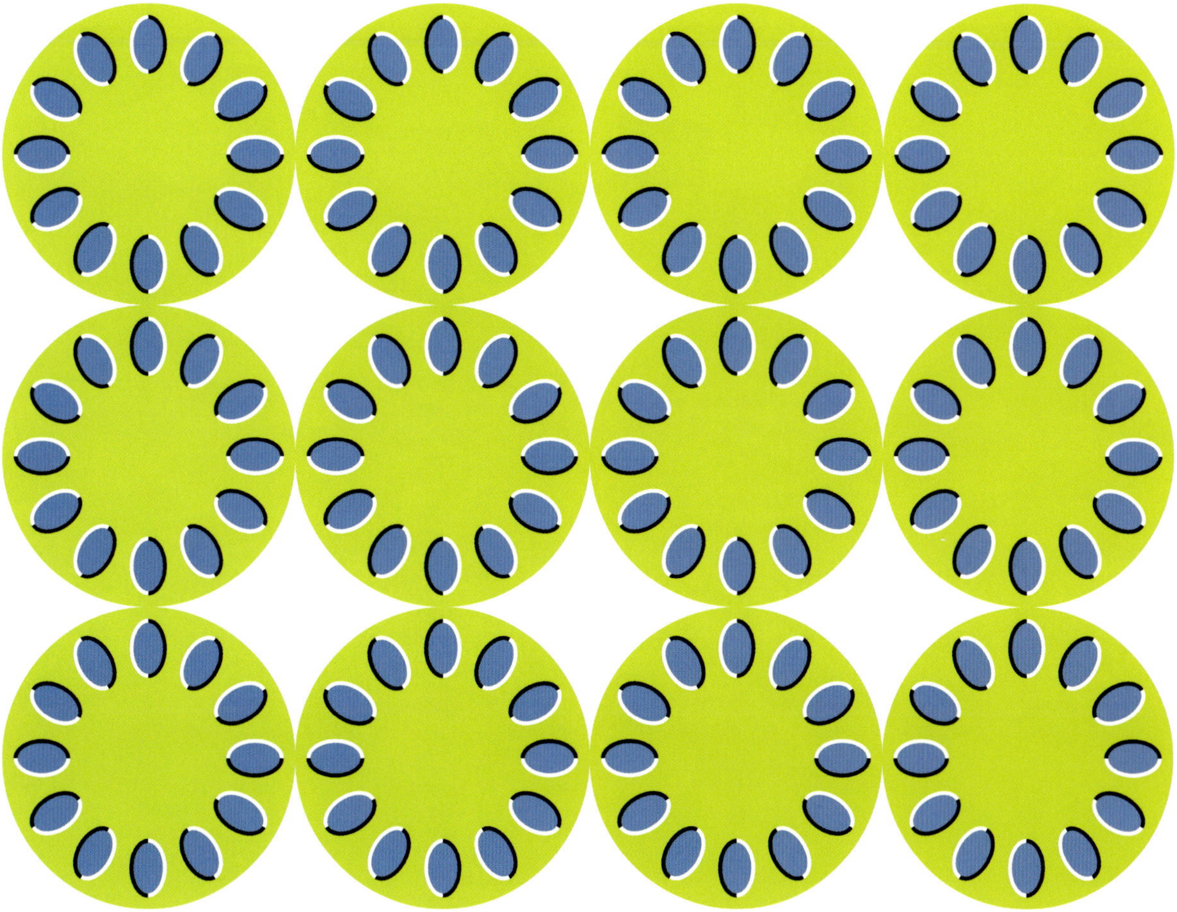

さあ、宇宙の彼方へワープ！

全体が回転して見え、中心に向かって引き込まれそうになります。異空間へ誘われる気分になってくるのでは？　さあ、発進。宇宙の彼方へワープです！

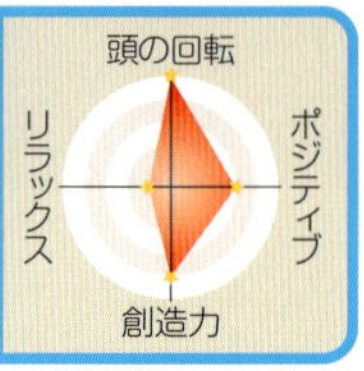

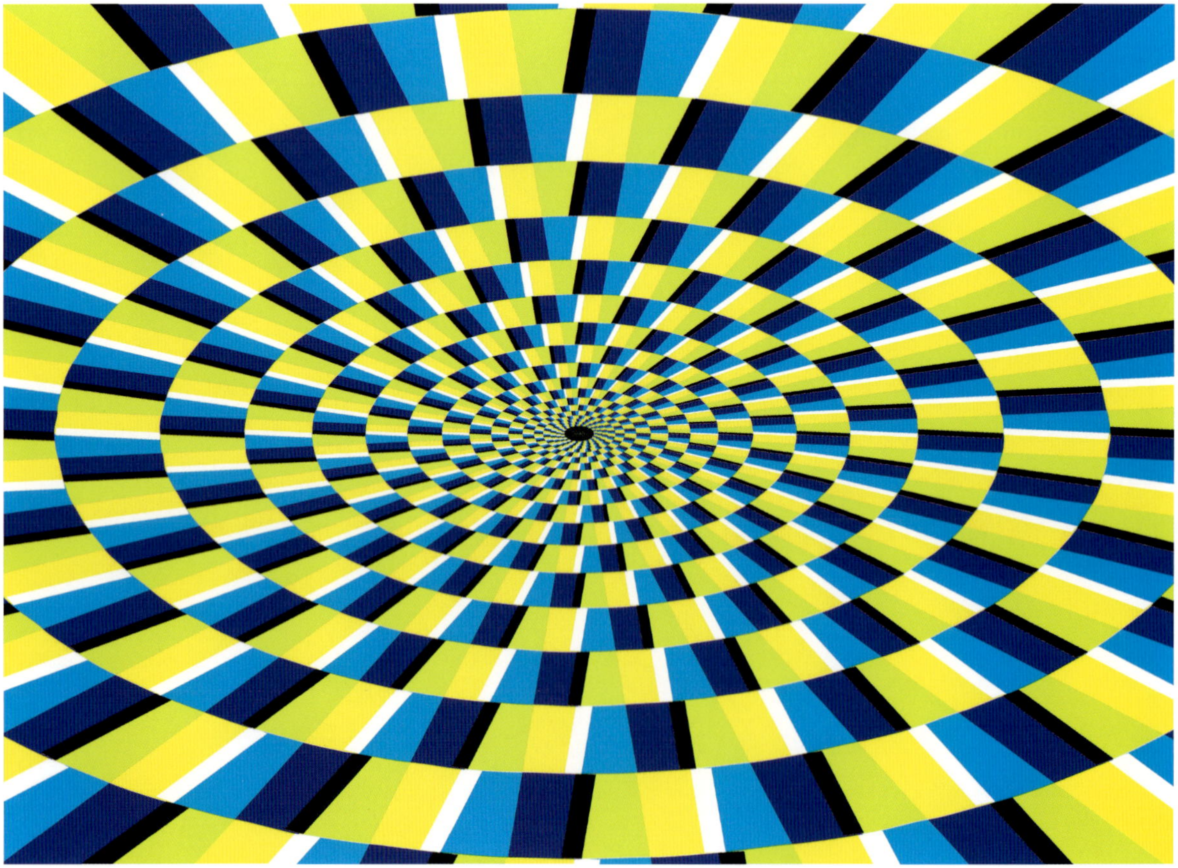

『宇宙へ発進』

永遠に続く不思議な階段

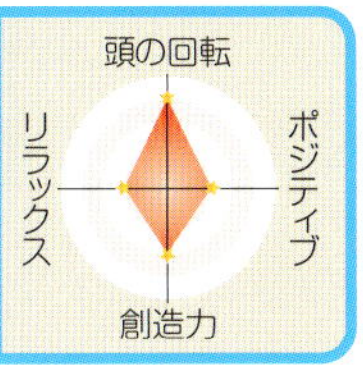

色のついたリングの幅はどこも同じなのに、右回りに見ていくと先細りになっているように見えます。永遠に続く階段を歩きつづけるような、不思議な気持ちに……。

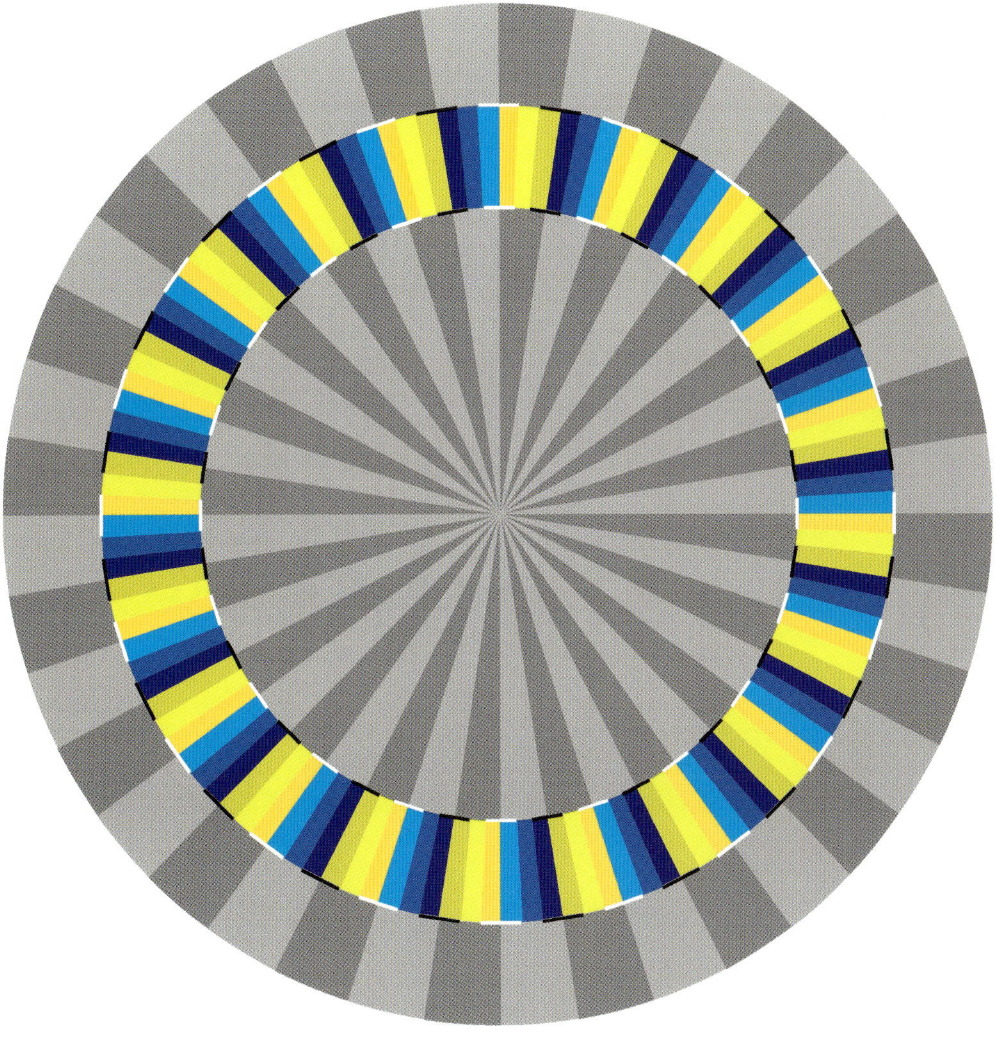

『無限階段』

ブラックホールに飲み込まれるカメ!?

無数のカメがブラックホールに飲み込まれていく!?　あなたも引き込まれないようにご注意！　同心円のリングが、渦巻きに、そして回転して見えます。

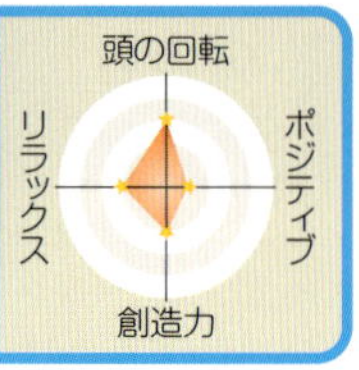

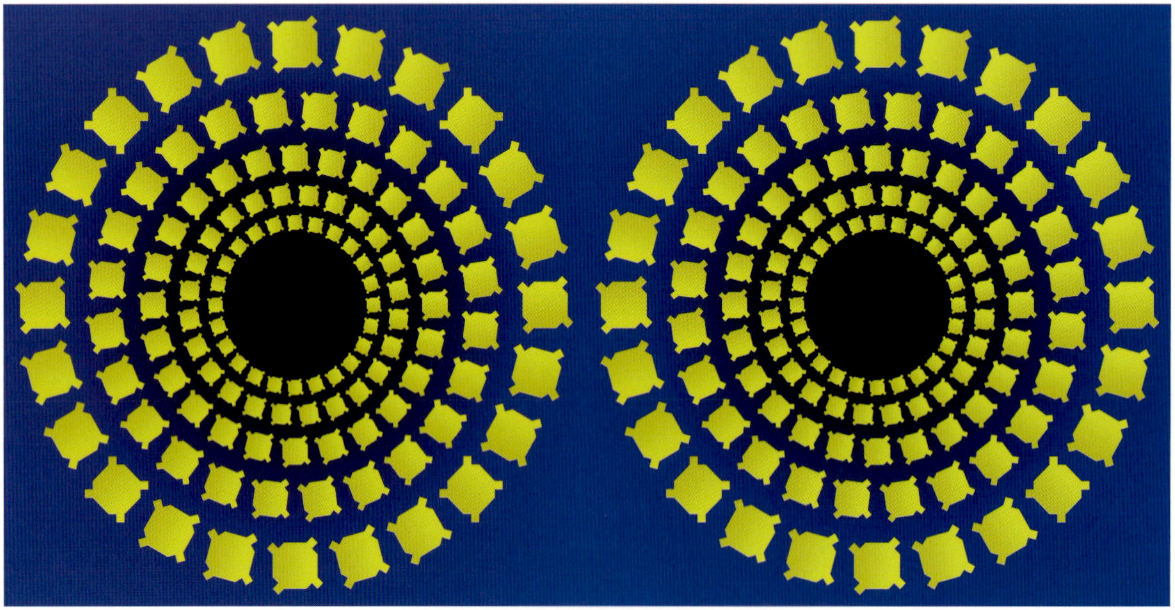

『渦目（かめ）』

大きくなるピラミッド！

エジプト上空からピラミッドを見下ろすような気持ちでながめてみて。ピラミッドが拡大するように見えます。一体どこまで大きくなるのか!?

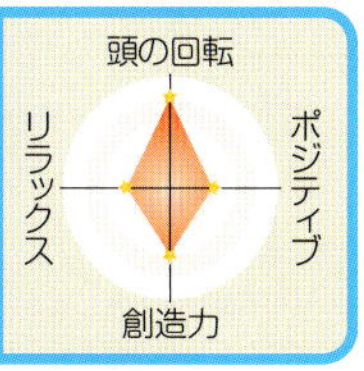

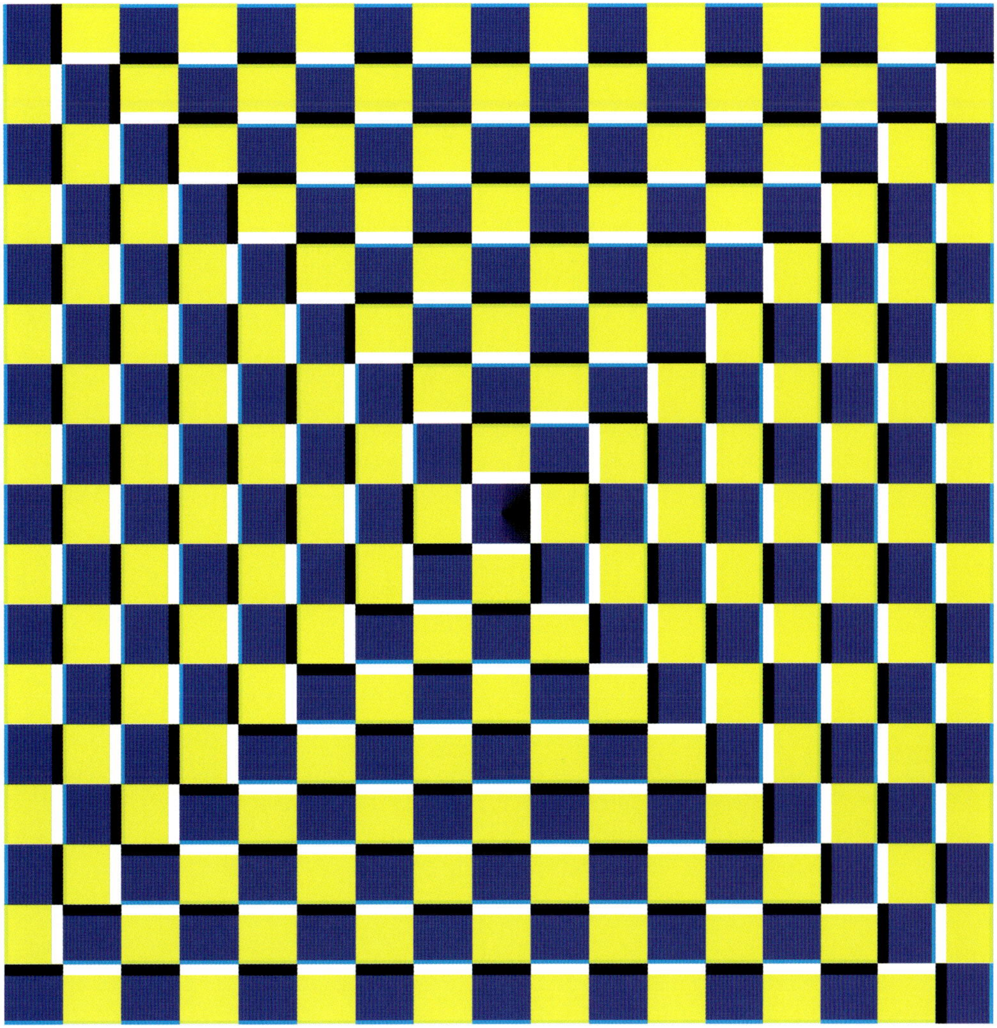

トリックレベル

『ピラミッドの拡大』

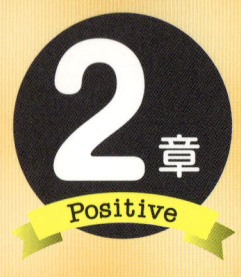

2章 Positive ポジティブになりたいときに

ここは、次のような症状がある方のための章です。あなたはいくつ当てはまりますか?

[くどくど…ジメジメ…]

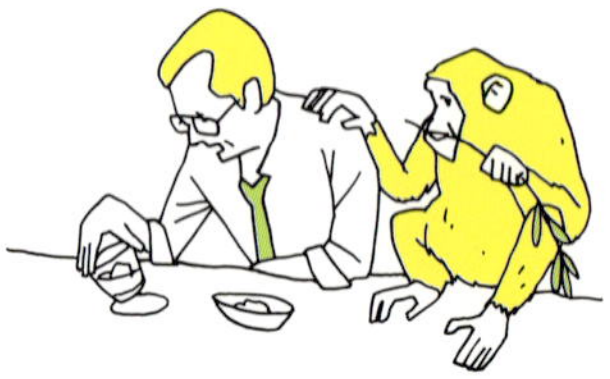

「どうせ俺なんて……」。つい愚痴をこぼしてしまうあなた！ 幸福が逃げていってしまいますよ！

[ひとりじゃない!]

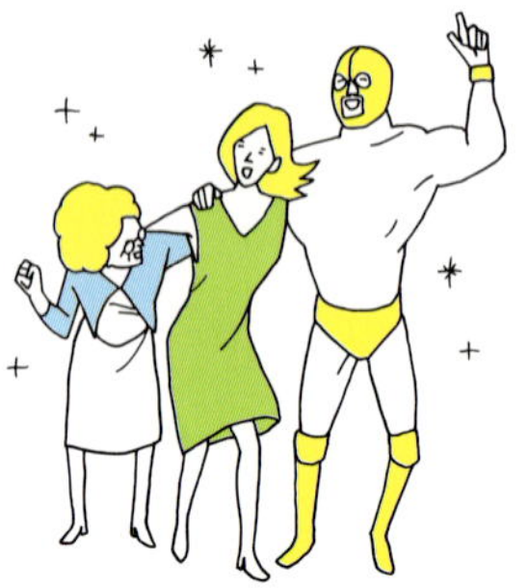

ふと淋しさを感じるとき、孤独を感じるとき。思い出して、あなたはひとりじゃないってことを！

[プレッシャー克服!]

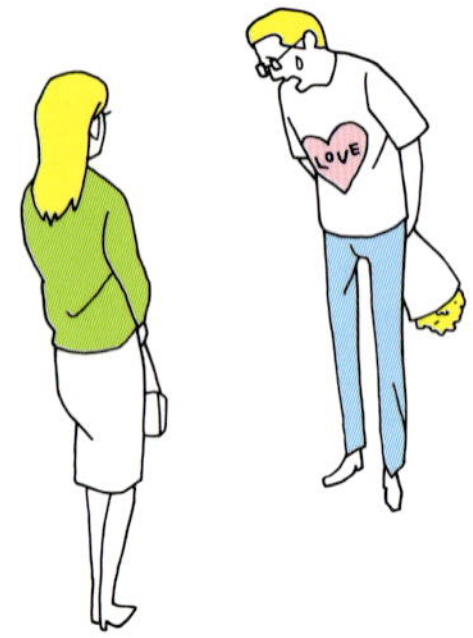

いざというときに緊張してしまうあなた。玉砕覚悟でぶつかっていけば、かえって道は開けるかも!?

[モチベーションアゲアゲ!!]

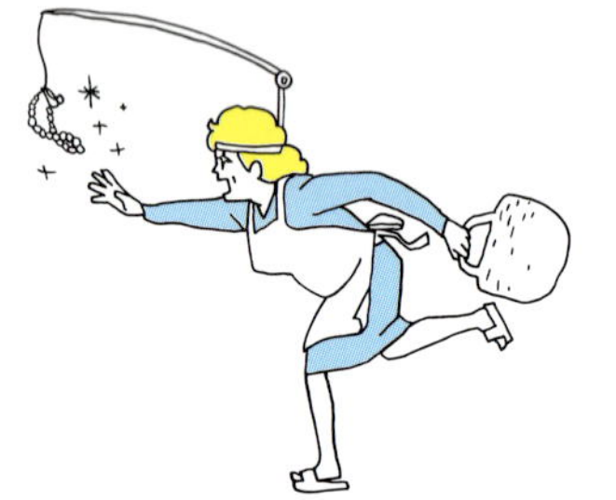

どうしてもやる気が出ない…そんなときは自分へのご褒美を設定して、自らを奮い立たせましょう！

[悲劇のヒロイン]

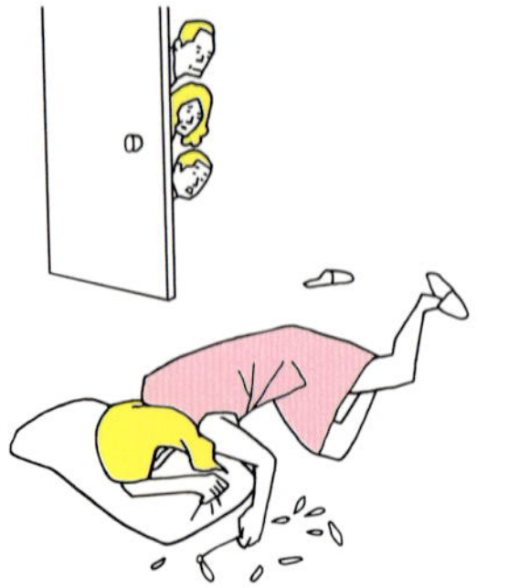

恋愛になるとどうもネガティブになってしまうあなた。そんな悲観的なところがモテない理由かも。

[ナルシスト♡]

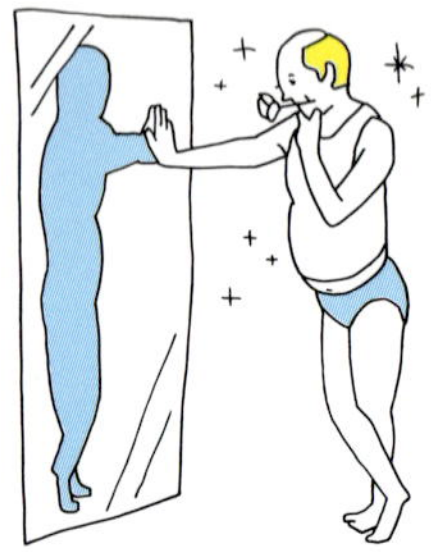

胸を張って我が道を行けば、人は黙っていてもついてきます。自分に自信がもてないあなたへ。

脳に刺激を与えて、アゲ♂アゲ♂気分に！

「疲れた」「面倒臭い」「もうダメだ…」——そんな否定的な言葉は、ますます自分を悪いほうへ運んでしまいます。以前に「ポジティブ・シンキング」という言葉が流行しましたが、前向きに考えることは脳の働きにもよいのです。どうしてもやる気がでないようなときも、脳に刺激を与えて自分を奮い立たせ、アゲ♂アゲ♂気分でいきましょう！

前向きな人がいると、それだけで周囲も明るくなりますよね。ネガティブな空気は他人のやる気も失わせてしまいかねません。あなたがポジティブになれれば、クラスや職場もきっと明るくなることでしょう。

この章では、モチベーションが上がって前向きになれそうな、赤色や黄色を用いた華やかな作品、クスッと笑ってしまうような変わり種の作品が中心のラインナップになっています。

「笑う門には福来たる」というように、ハッピーな気分が幸福を呼び込むのです。マイナス思考からプラス思考へ、気分を盛り上げていきましょう！

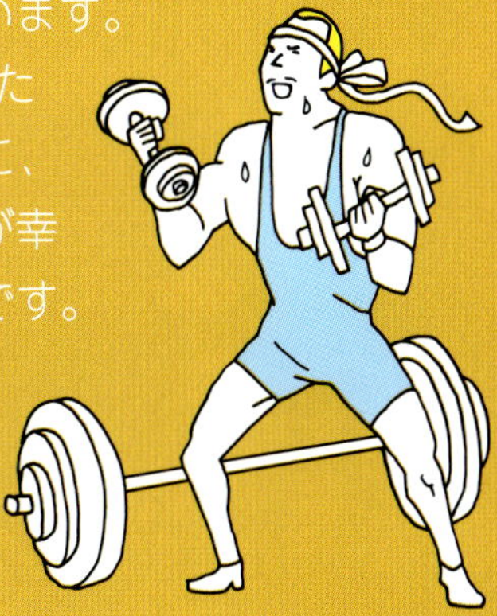

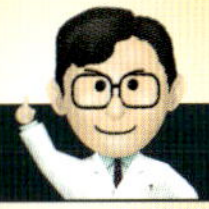

錯視家《イルージョニスト》キタオカ's Voice

気分一致効果という心理現象があります。ある気分が生起すると、その気分と一致する知覚・認知・記憶などが促進される現象のことです。つまり、ポジティブな気分でいると、ある対象（絵や人物）を見たときには、その対象に含まれるポジティブな要素に気づきやすくなり、さらにポジティブ気分が高まるという好循環になるわけです。

逆に、ネガティブな気分でいると、同じ対象を見たときでも、その対象に含まれるネガティブな要素に気づきやすくなり、さらに落ち込むという悪循環となります。気分は変動するものなので、ポジティブ気分に変化したときにポジティブな刺激を多く受け取れる環境にいることは重要です。この章では、特にポジティブな気分になれる錯視デザインを集めました。ポジティブ気分の好循環維持のために活用して頂ければうれしいです。

打ち上げ花火で気分も晴れやか！

夜空を彩る華麗な打ち上げ花火が鮮やかに見えてきます。暗闇を切り開いて咲き誇るように、あなたの気持ちを晴れやかにしてくれるはずです。

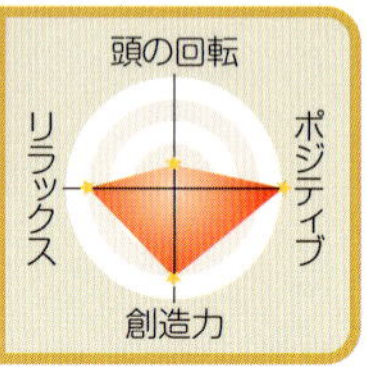

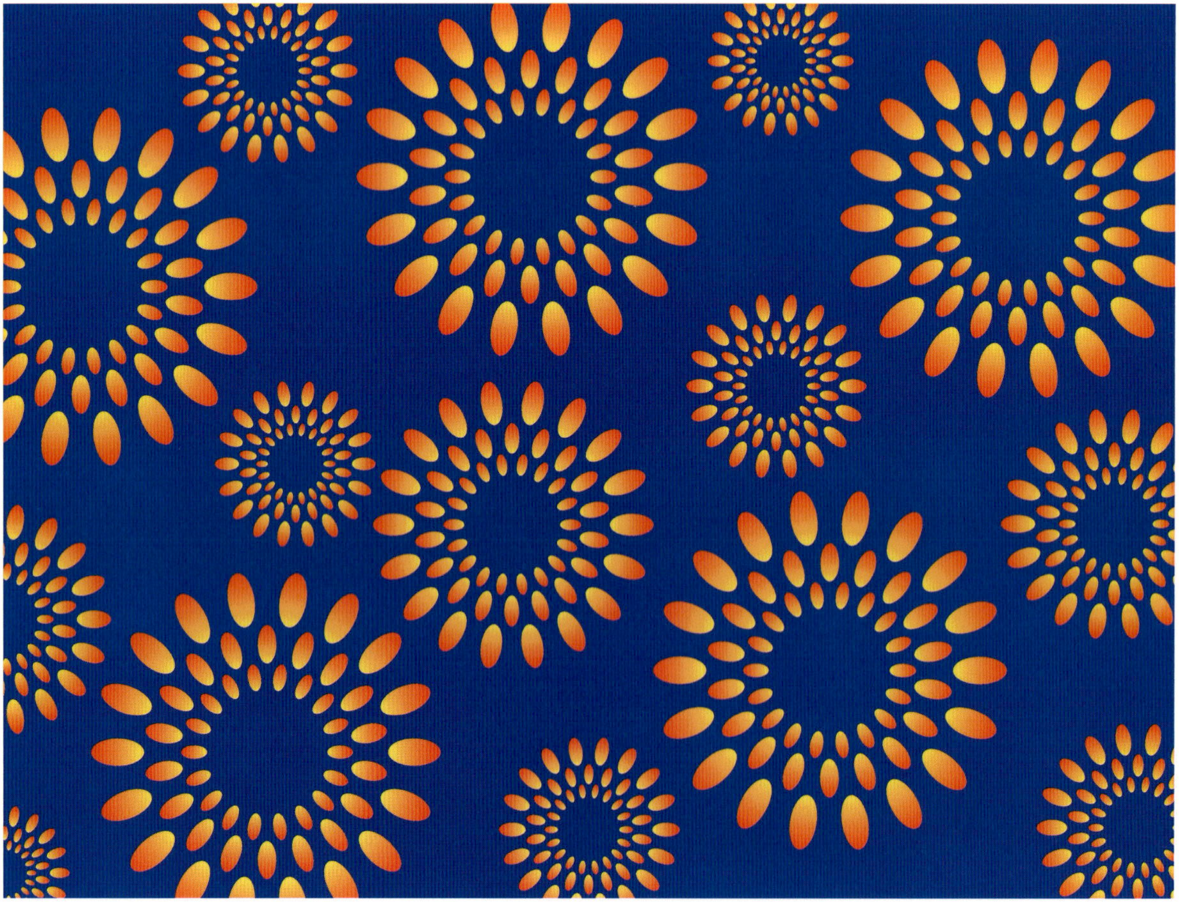

『花火』

元気よく行進するムカデ

色のコントラストの低い部分にギラギラしたものが動いているように見えます。また、縞模様が動いて見えてきませんか？　ムカデが元気よく行進しているようです。

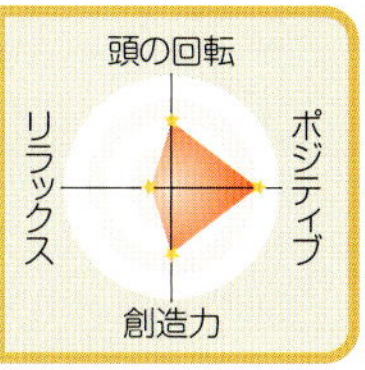

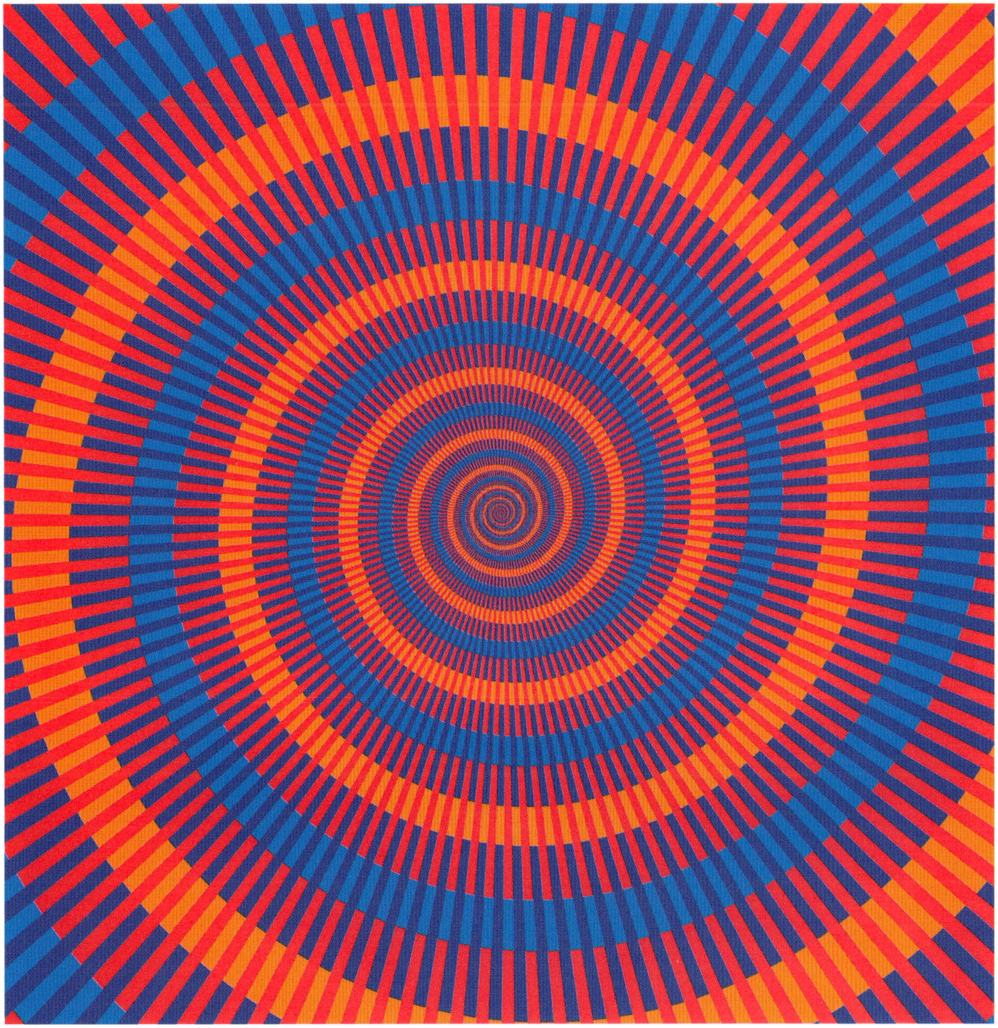

トリックレベル

『ムカデ』

沼に浮かんで揺れる落ち葉

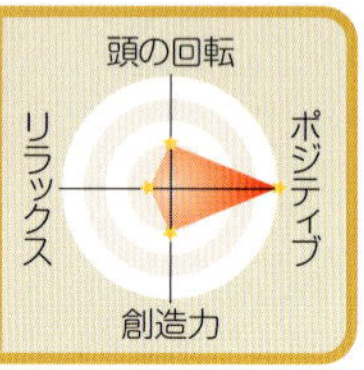

紅や黄に色づいたたくさんの落ち葉が、沼に浮かんで揺れています。中心の正方形部分が動いて見えるでしょう。垂直・水平のエッジは傾いて見えるはずです。

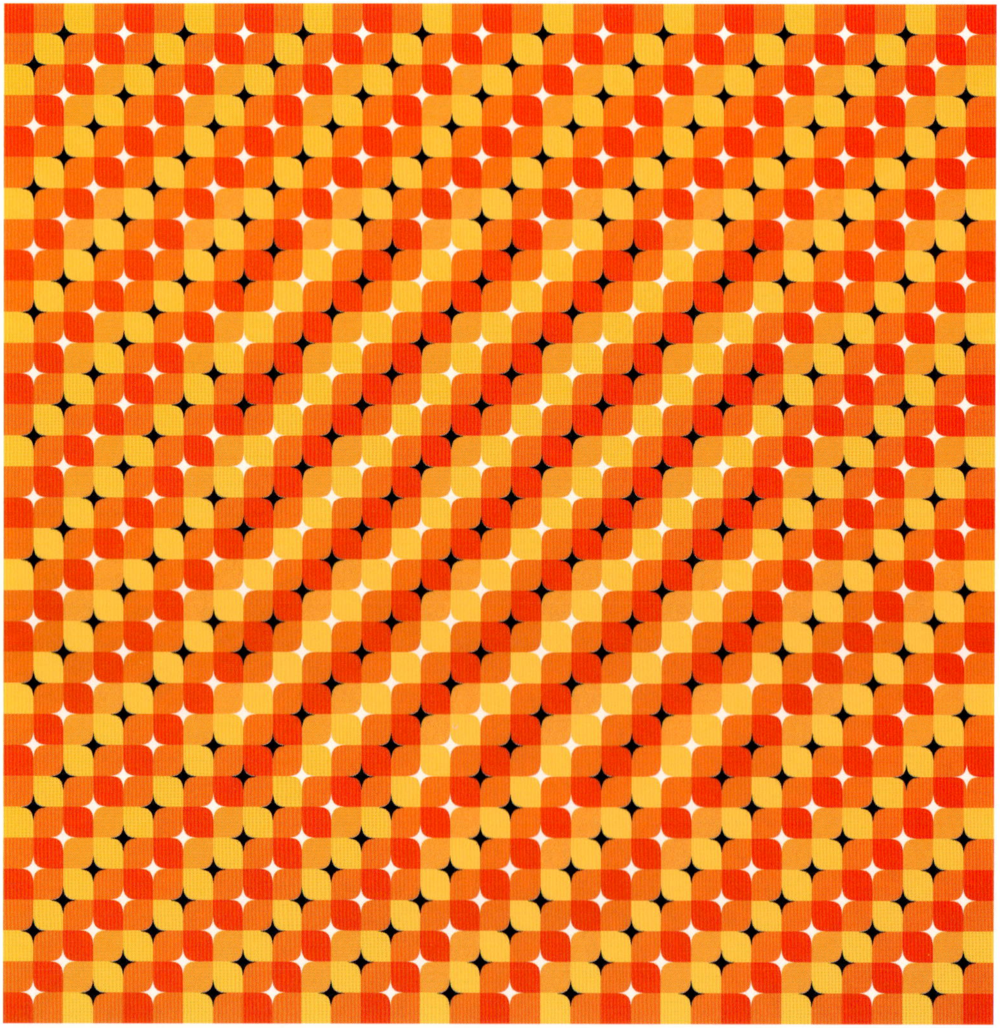

『秋の沼２』

台風発生！ 暴風警報発令中！

同心円が渦巻きに見え、リングが回転して見えます。メガネをかけている人は、顔をあっちこっちに向けながらながめると、台風の目が動いて見えます。

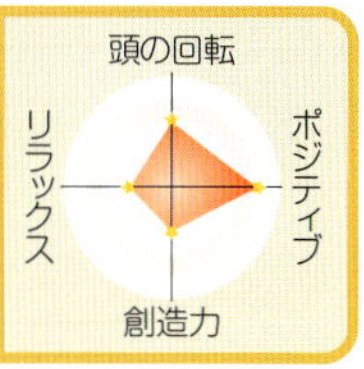

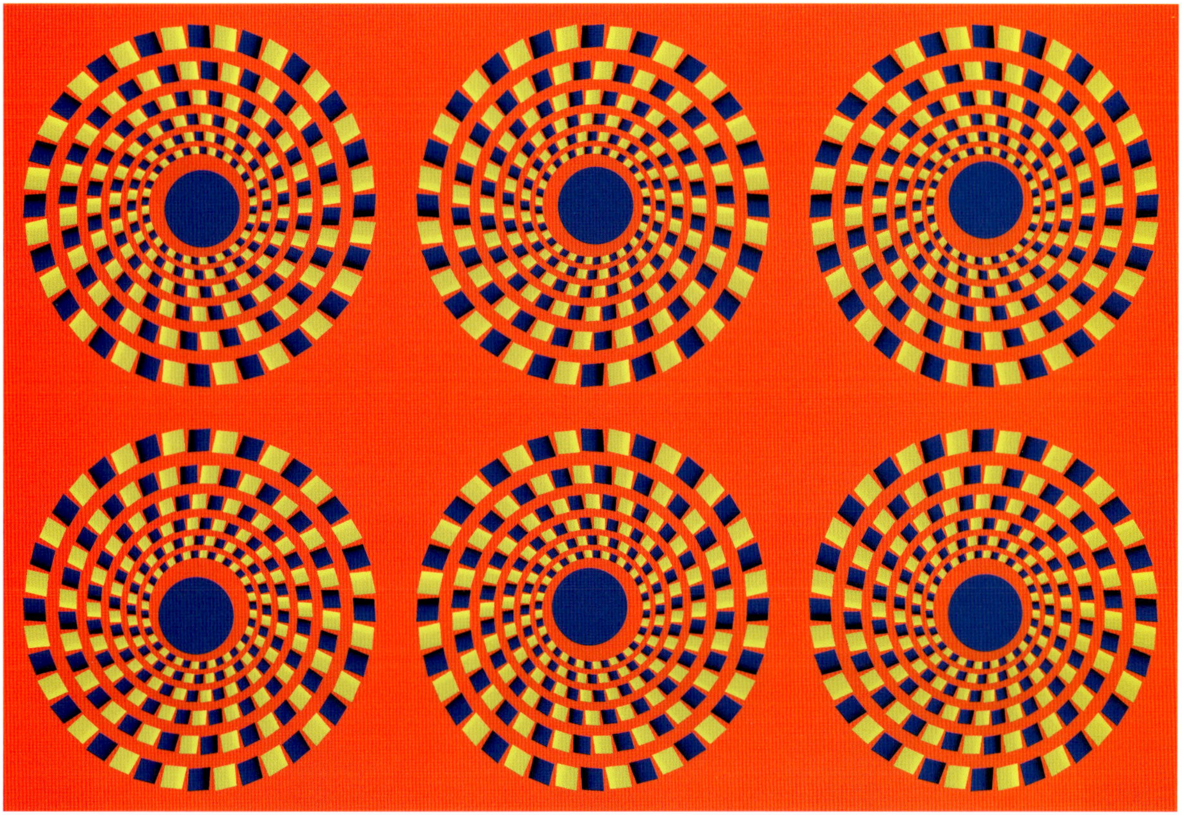

『青い目の台風』

迫るなまはげ！　泣ぐ子はいねが〜！

泣ぐ子はいねが〜！　なまはげの「目」が拡大して迫ってくるように見えます。怖くても泣いてちゃダメ！　笑顔で彼らを丁重にもてなせば、ご利益があるかも!?

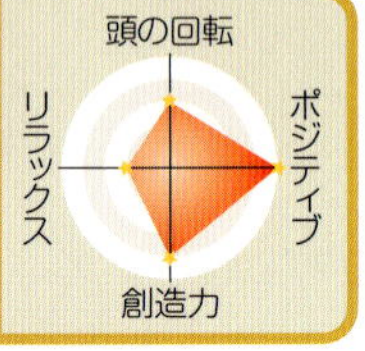

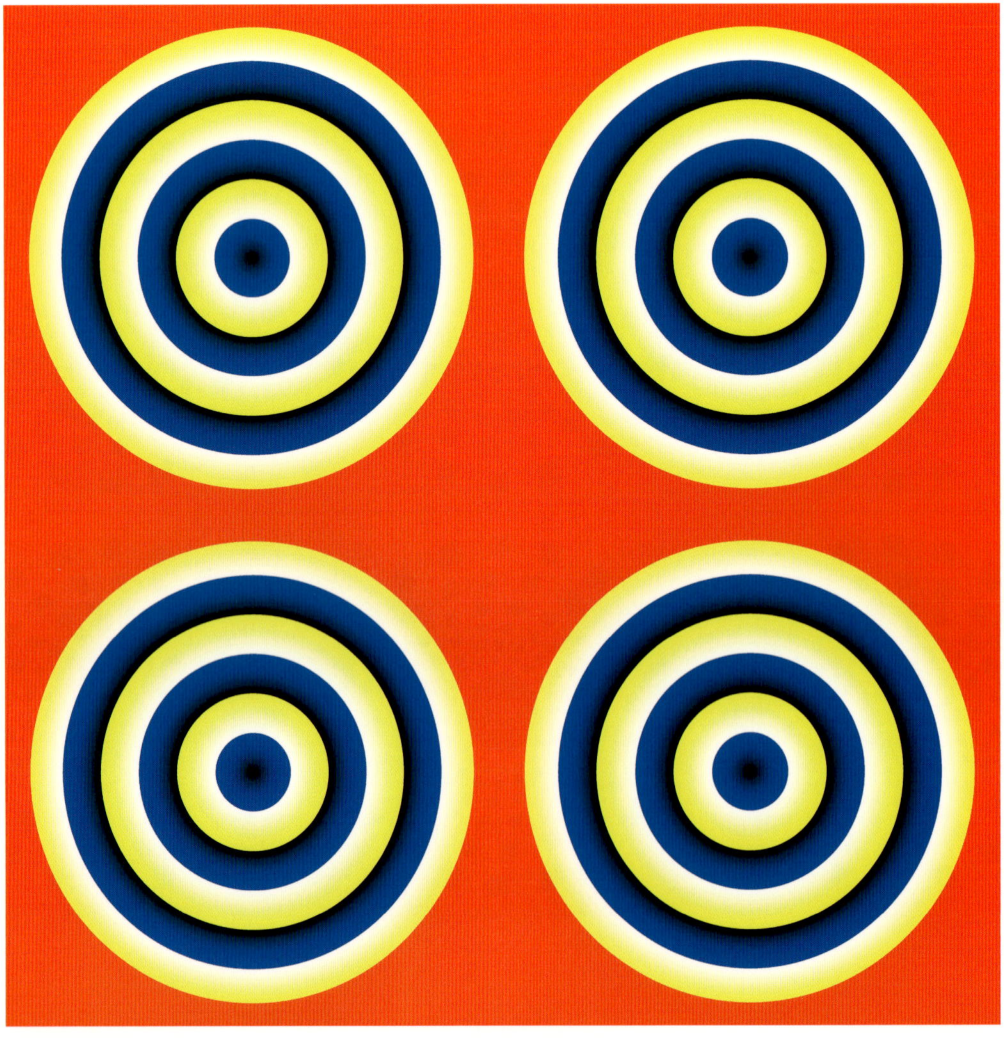

トリックレベル

『なまはげ』

御用だ！ もう逃げられない！

御用だ！　御用だ！　左右から提灯が迫ってくる‼　もうあなたの逃げ場はありません。こうなったら観念して気持ちを切り替えるしかない！

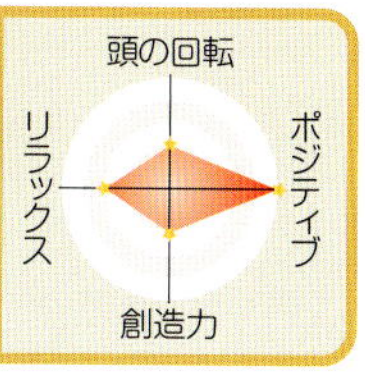

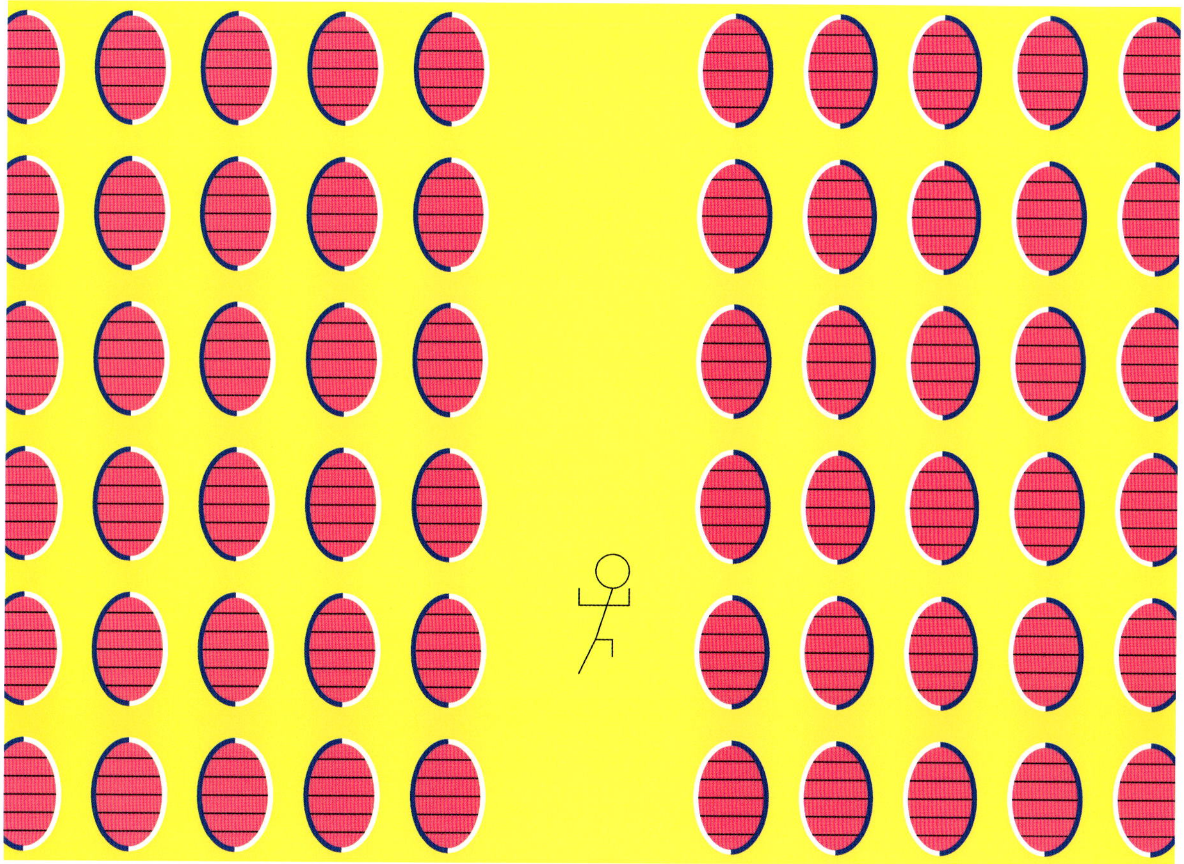

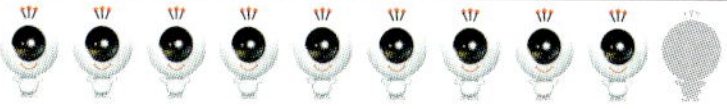

トゲがあなたの脳を刺激する！

同心円に配列されているトゲが渦巻き状に並んで見えます。中心を見ながらハリセンボンに目を近づけたり遠ざけたりすると、トゲがクルクル回転して見えます。

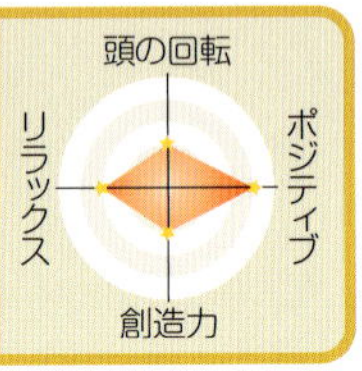

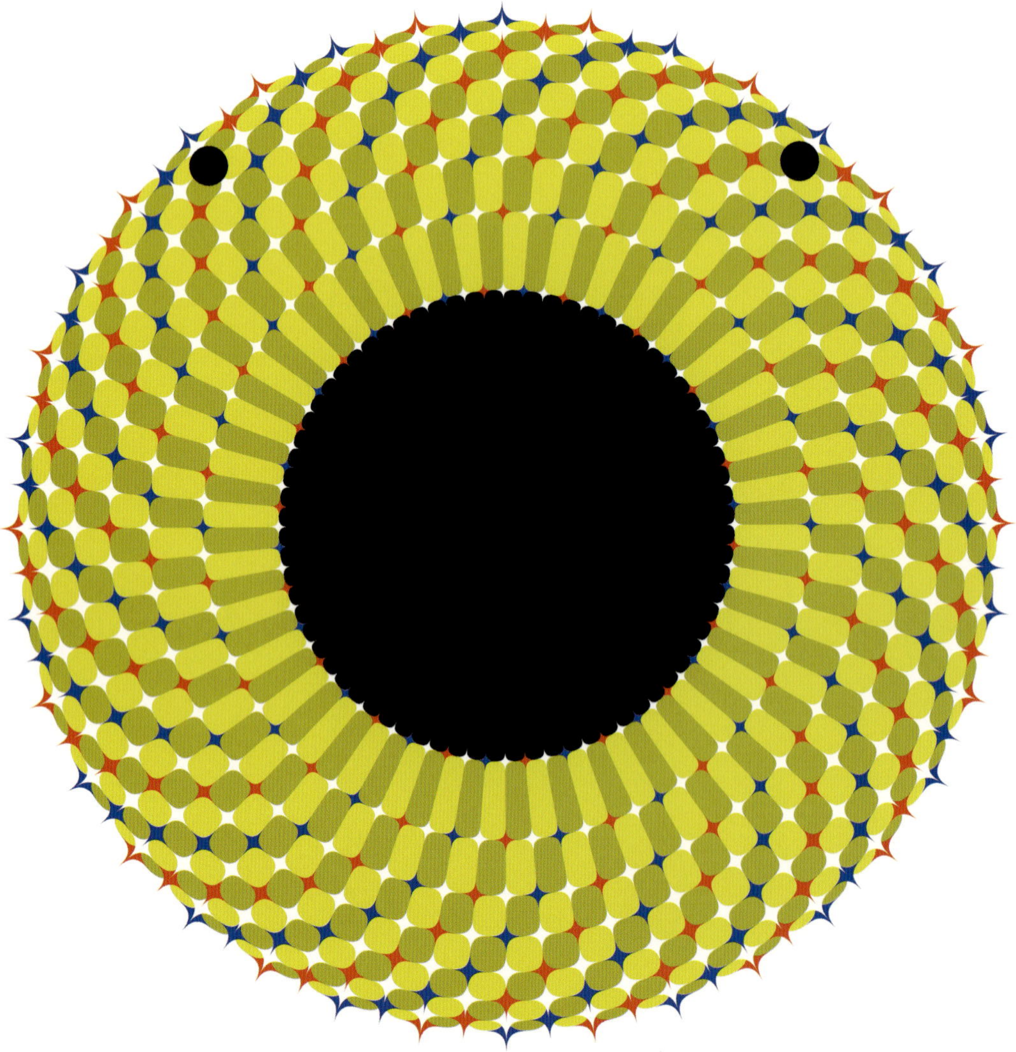

『ハリセンボン』

トリックレベル

蛇の群れが右へ左へ……

左向きの蛇は左へ、右向きの蛇は右へ動いて見えます。世界各地の原始信仰で「永遠の生命力」の象徴だった蛇。あやかってイキイキとした力をもらいましょう！

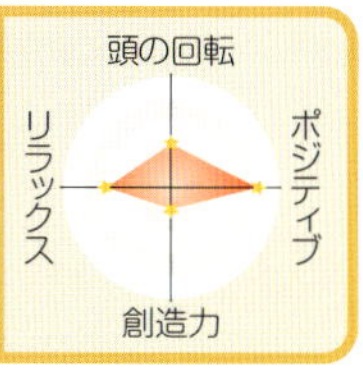

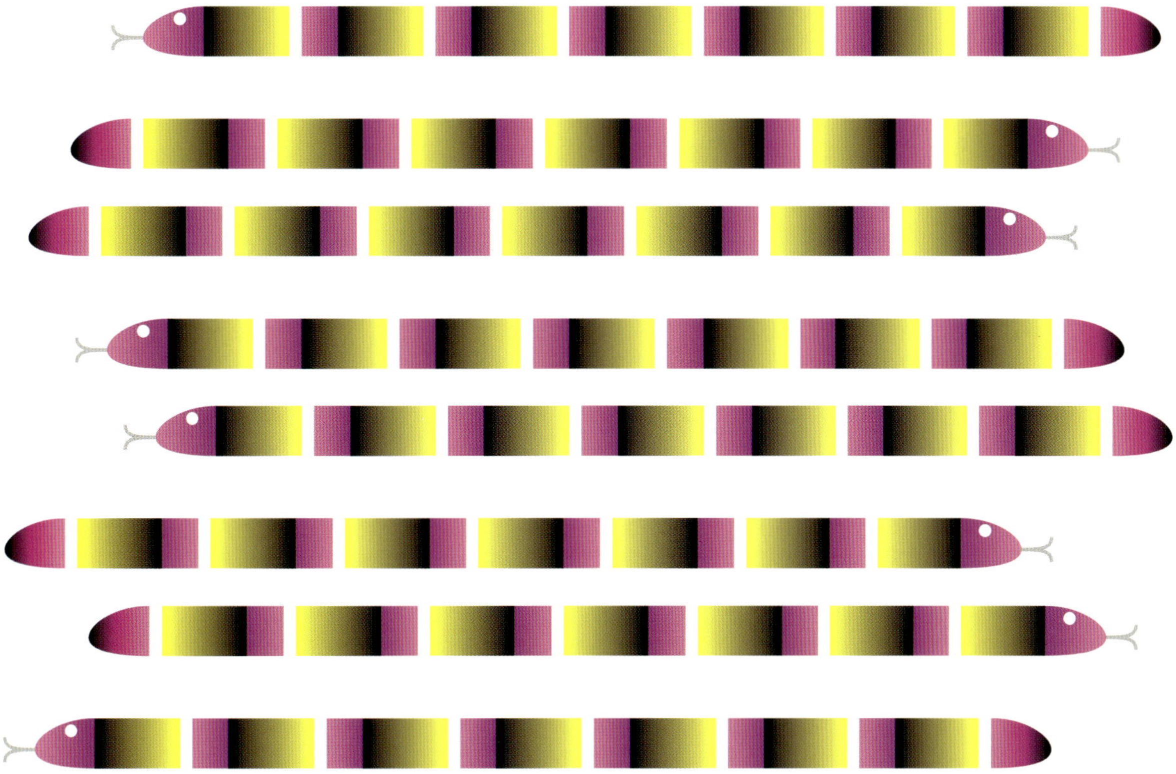

てんとう虫のフォークダンス！

てんとう虫が6匹ずつ集まって芝生の上で回っているように見えます。ながめていると、なんだかほのぼのとしてきませんか？　明るい気分になれるはず！

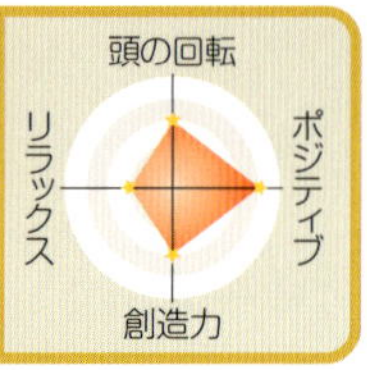

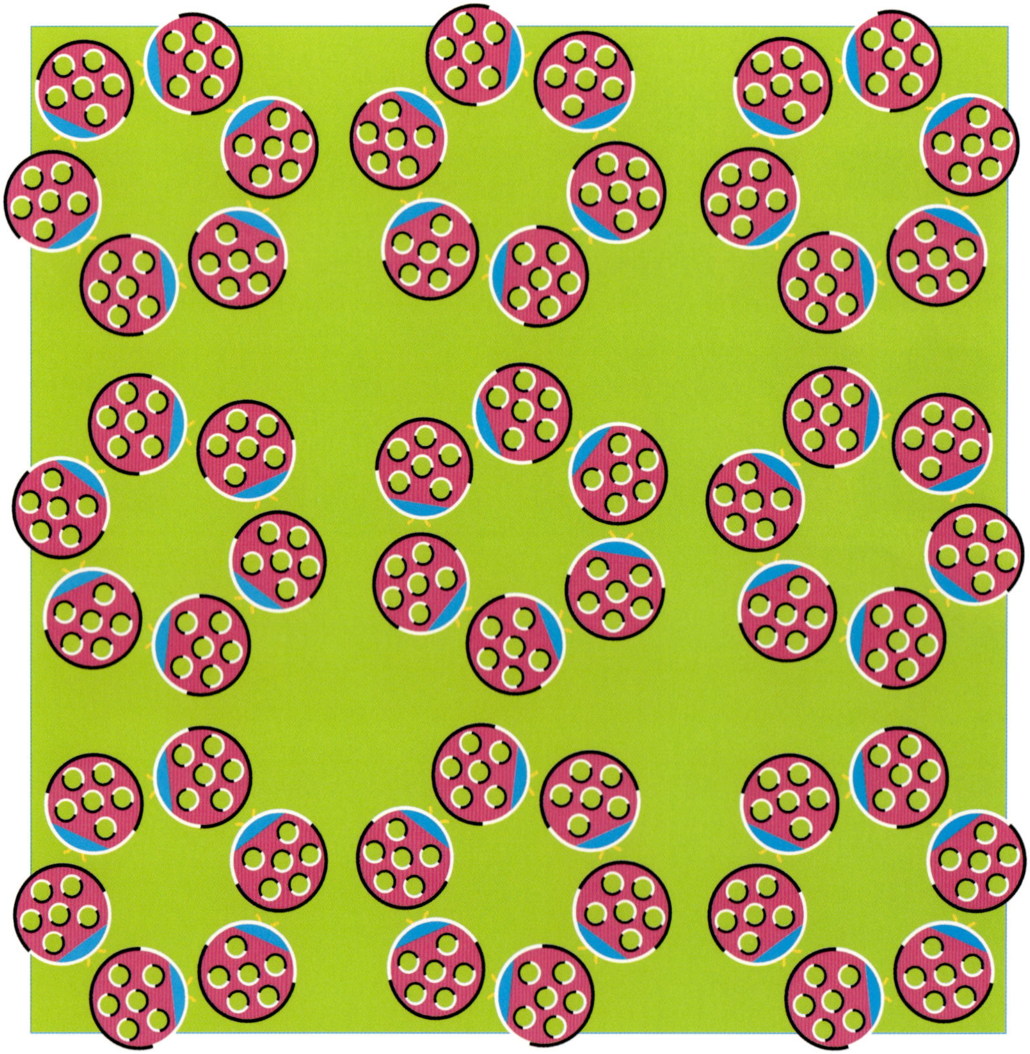

トリックレベル

『てんとう虫の回転』

真っ赤なルージュの誘惑

真っ赤なルージュの刺激的な誘惑で、モチベーションも当然アップ!?　左向きの口紅は左へ、右向きの口紅は右へ動いて見えます。

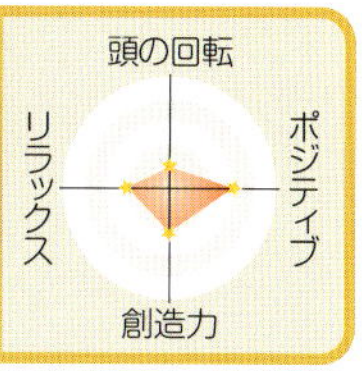

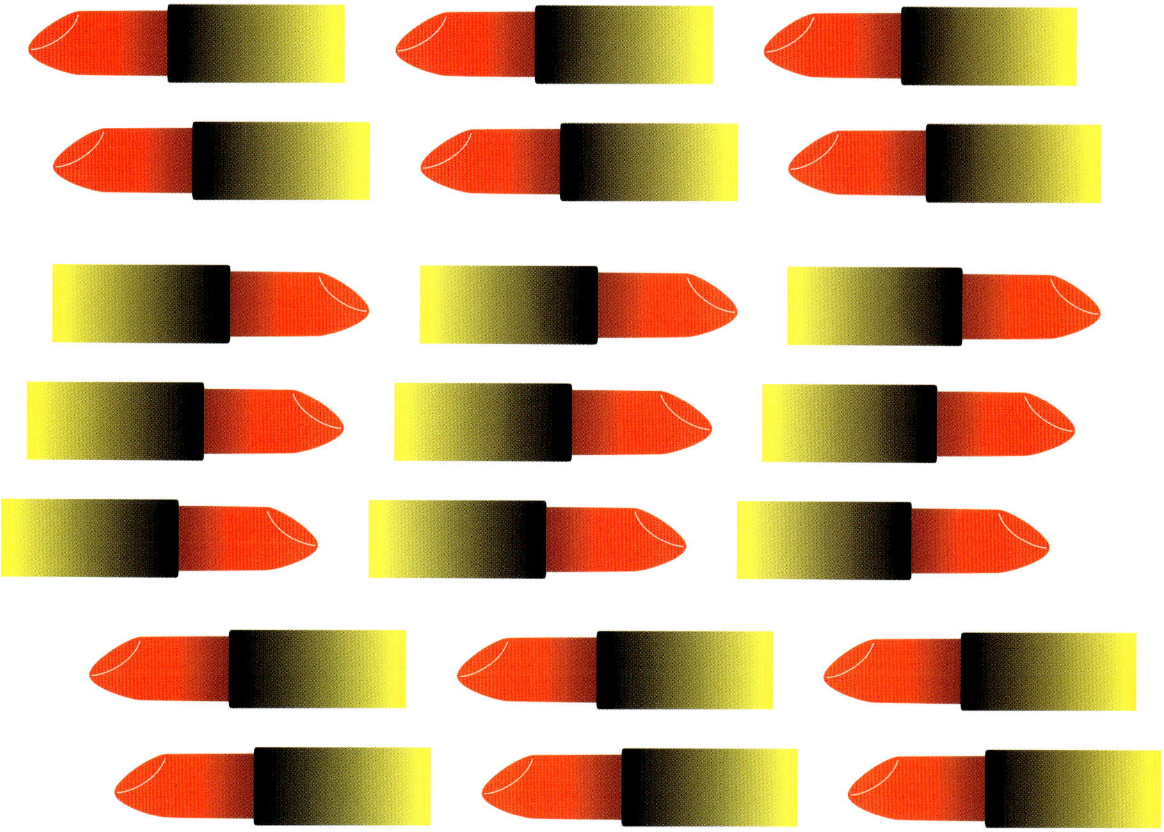

『口紅の移動』

いくつ見つけられるか？ 隠された錯視は４種類！

真ん中の川を見ながら目を近づけると、両脇の川が近づいてくるように見えます。他にも見る場所を変えるとさまざまな錯視が現れます。いくつ見つけられるでしょうか？

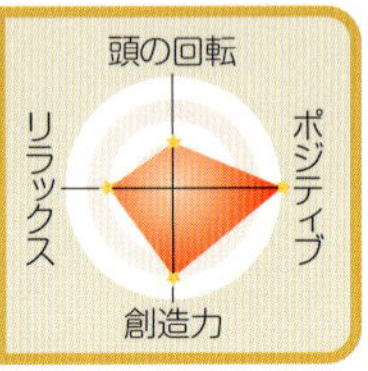

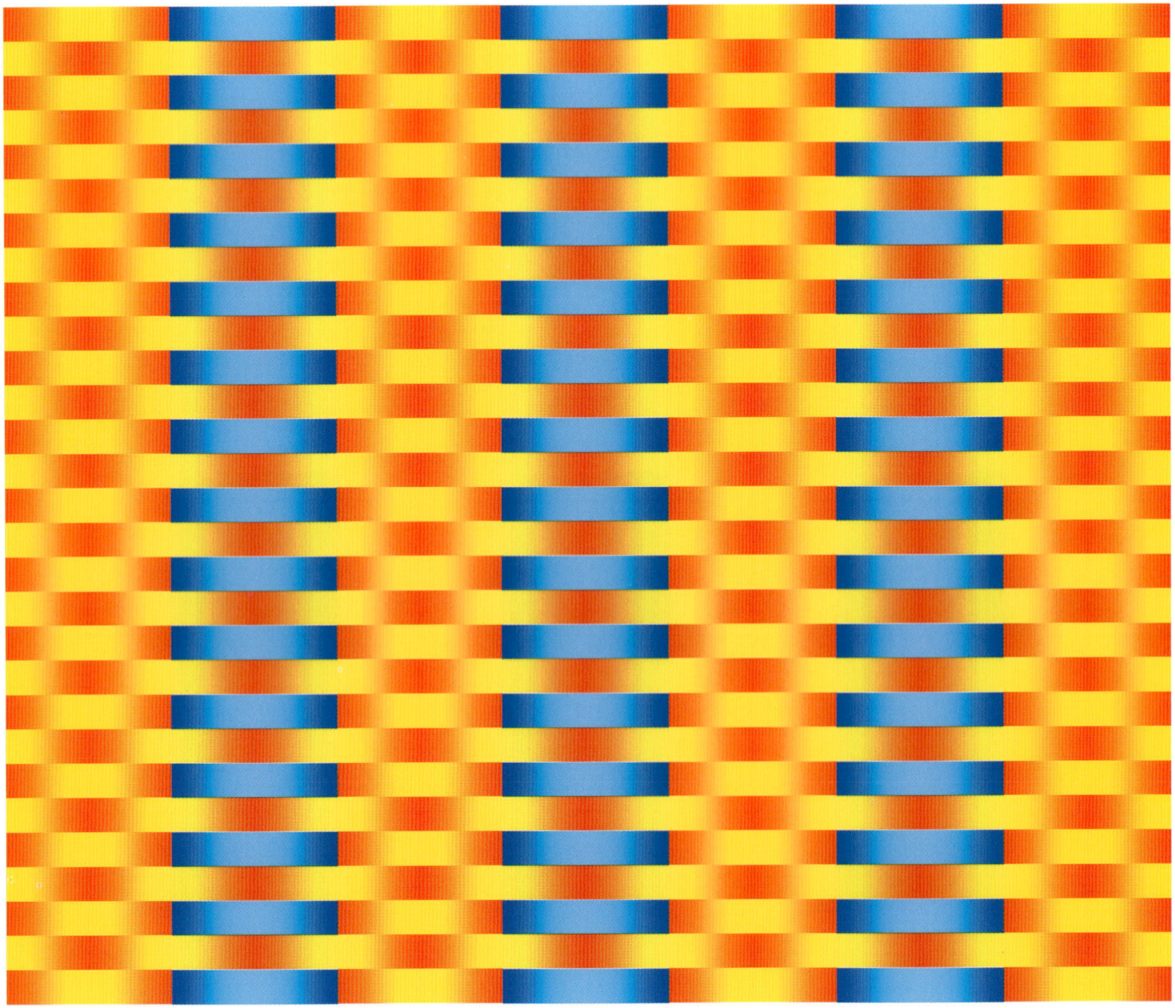

トリックレベル

『3本の川』

黄色と赤色の馬……実はどちらも同じ色！

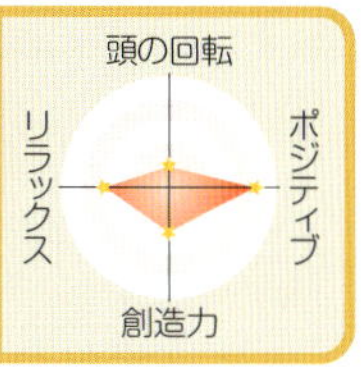

黄色の馬と赤色の馬が描かれているように見えますが、実はどちらの馬も同じ色なのです。色の対比によって錯視が生まれています。よ〜く見比べてみて。

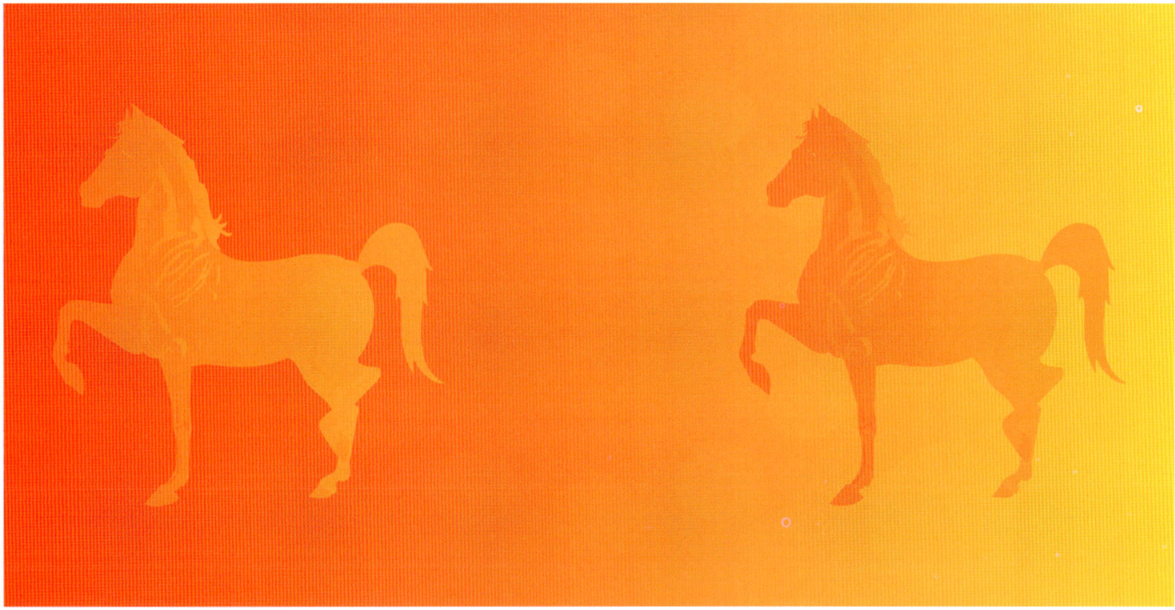

ゆっくりと回転する数珠

外側の輪になった珠は時計回りに、内側の珠は反時計回りにゆっくり回転して見えます。
磨きあげられた数珠が、108つの煩悩を除いてくれるかもしれません!?

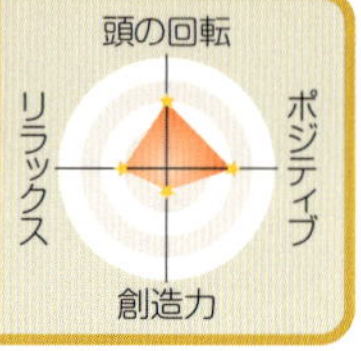

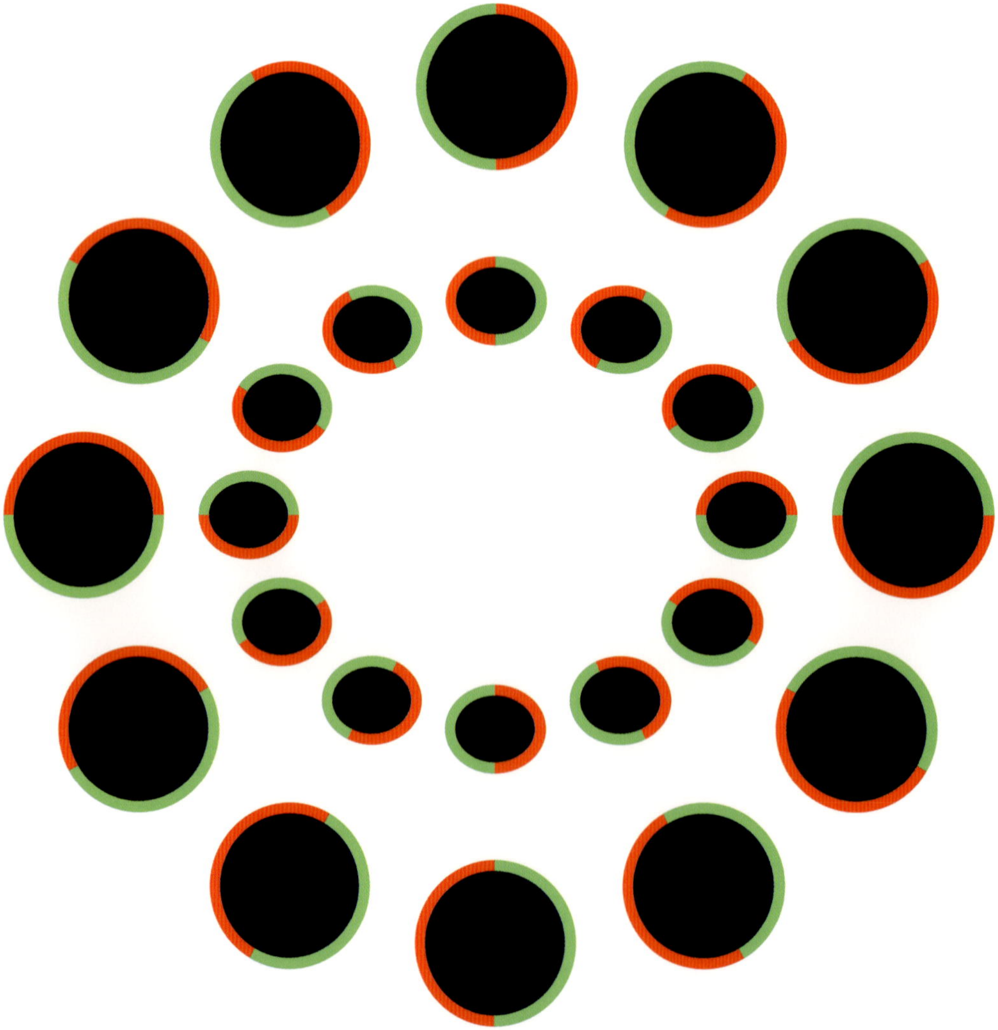

不思議なグラデーションが動き出す！

グラデーションの棒が左右に動いて見えます。物理学者ニュートンと文学者ゲーテ。ふたりが導き出した色の科学の世界をたっぷり堪能して！

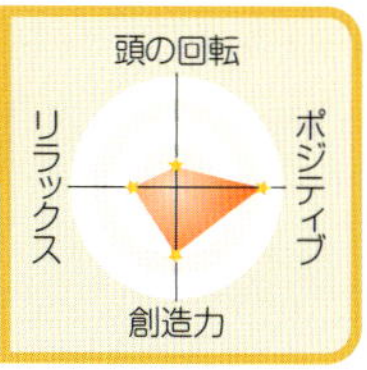

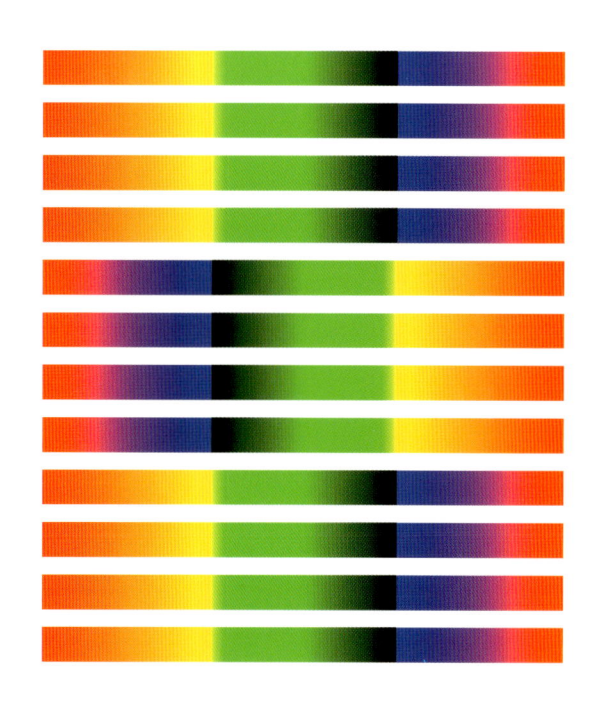

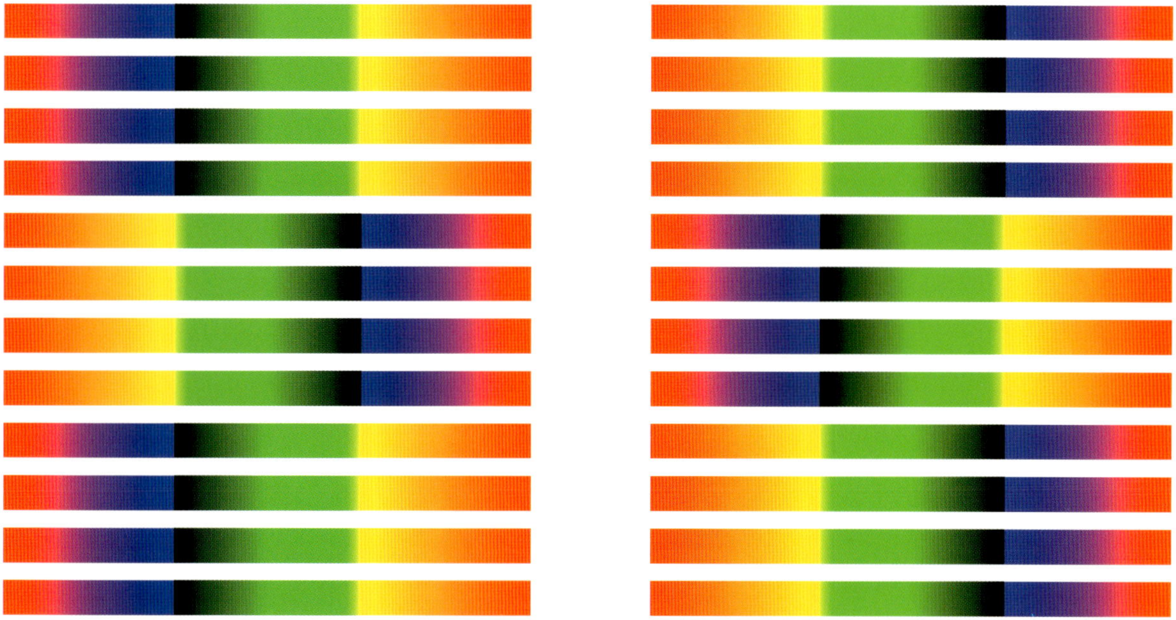

トリックレベル

今夜はどんぐりパーティー！

全体がギラギラして、どんぐりの列が左右に動いて見えます。たくさん採れたご馳走のどんぐりをリスになった気持ちで見つめれば、あなたの中から力がわいてくる!?

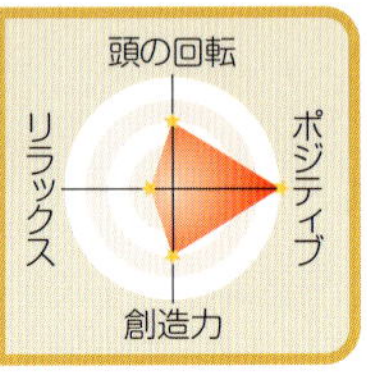

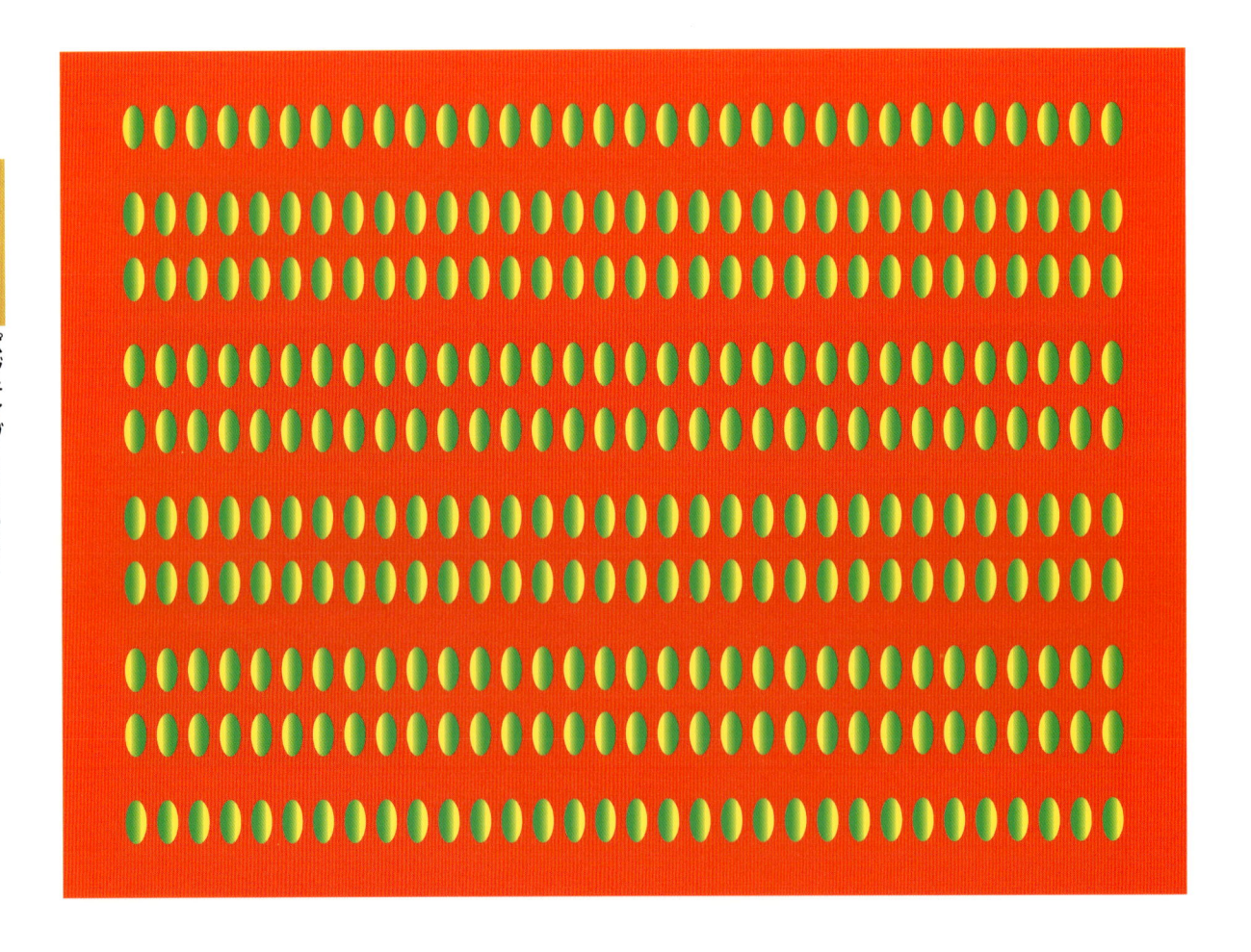

トリックレベル

『どんぐり庫』

線路は続くよ、どこまでも！

汽車が楽しそうにポップな動きで走っているように見えませんか？　車輪も煙も上下に動いているように見えます。あなたも錯視の旅を楽しんでみて♪

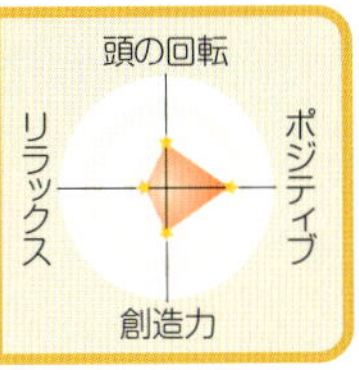

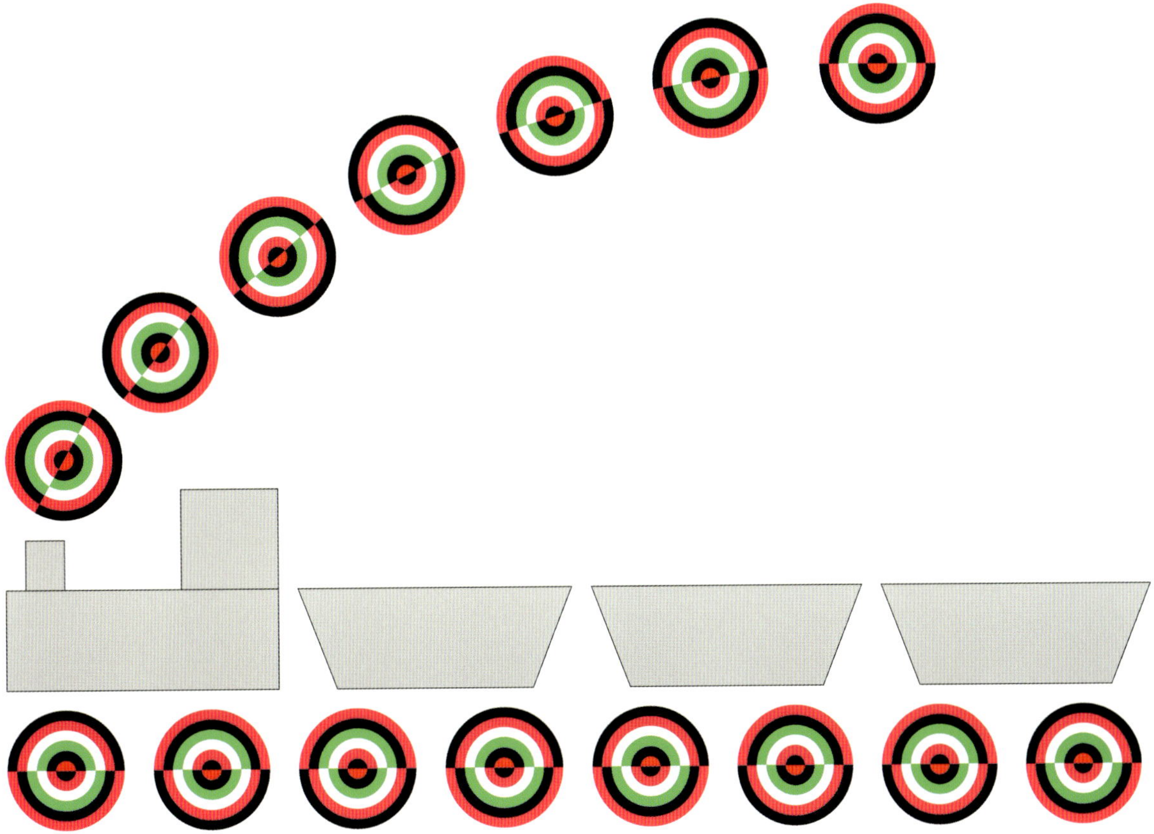

トリックレベル

『汽車ぽっぽ』

3章 Invention 創造力を高めたいときに

ここは、次のような症状がある方のための章です。あなたはいくつ当てはまりますか？

[アバンギャルド]

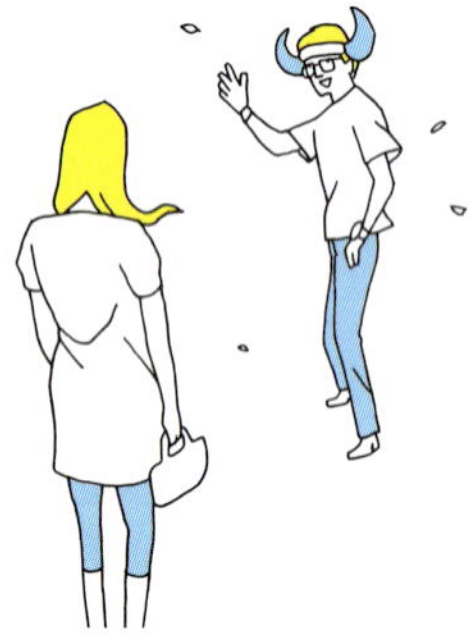

流行に敏感なつもりでも、本当に個性を発揮できてますか？ たまには思いきったイメチェンを！

[潜在能力が開花！]

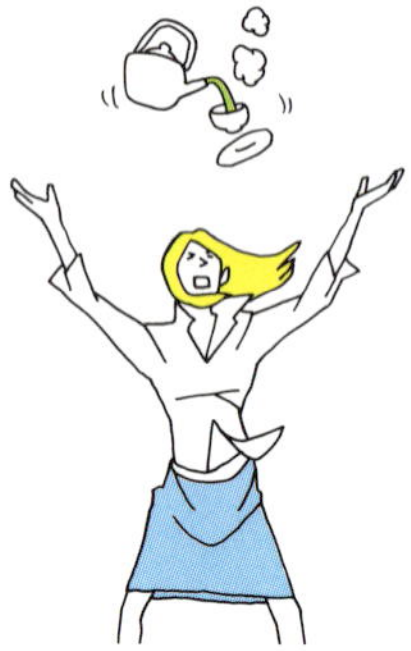

本当の自分に気づいていますか？ あなたにはまだまだ知られざる能力が眠っているかもしれませんよ。

[ちょーきもちー!!]

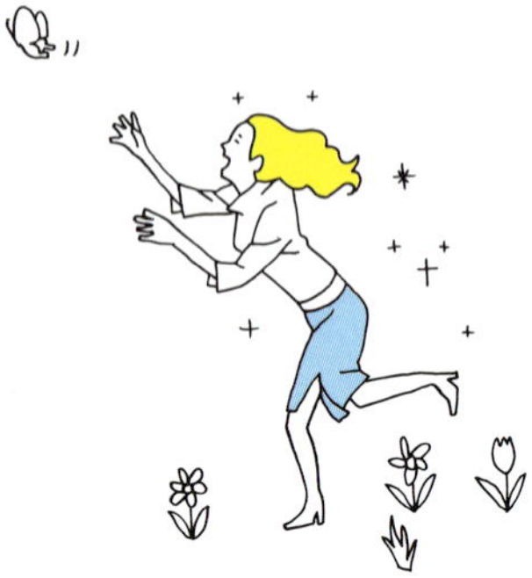

ハッピーな気分は豊かな発想力の源泉！ 物事を難しく考えすぎて頭が固くなっているあなたへ。

[ワクワク冒険王]

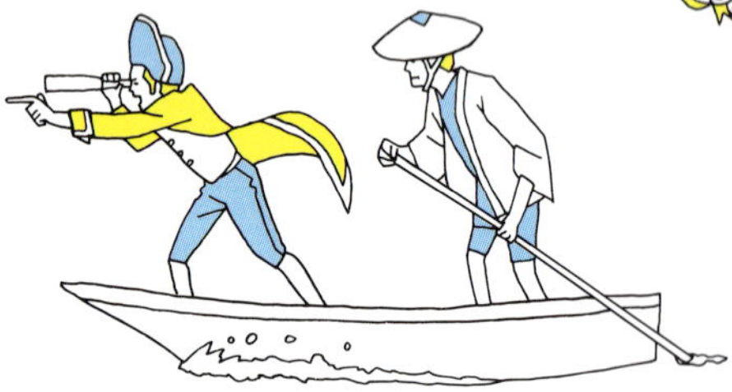

身近なところにもおもしろいことはきっとあるはず。まわりを見渡せば、新たな発見があるかも！

[マニュアル人間でいいのか？]

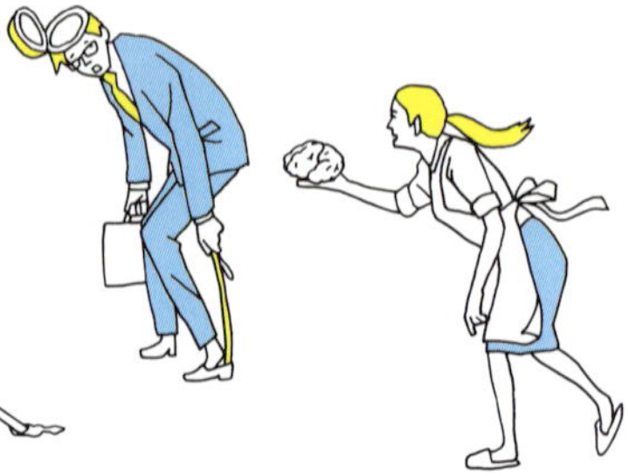

毎日毎日お決まりのルーティン・ワーク……。自分の頭で考えることを忘れてませんか？

[アイディアマン☆]

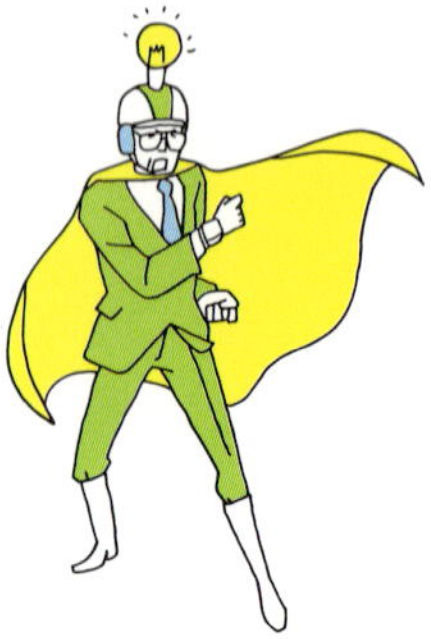

クリエイティブな力を発揮できれば、ビジネスの場でも一目おかれること間違いなし！

クリエイティビティが求められる現代社会

パソコンや携帯電話が普及し、インターネットなどの情報ネットワーク網が充実してきたことによって、現代社会では誰もが容易に情報を得ることができるようになっています。たんなる記憶や計算といったものは、パソコンで代用が可能。人間がやる必要はなくなってきました。そんな時代だからこそ、もっとも高く評価されるのが創造力。今までになかった発想が、技術革新を起こし、新たなビジネス・モデルを作りだします。新しいものを生みだすクリエイティビティが求められているのです。

「自分の可能性にかけてみたい」「自分にしかできない仕事がしたい」とアグレッシブな気持ちを持っているあなた。ちょっとしたひらめきがあなたの人生を大きく変えることになるかも！

この章では、創造力を高めるために、チカチカと脳に刺激を与える、きらめきを感じるような作品を集めました。脳を活性化させれば、あなたの中にあるクリエイティブな能力が開花するかもしれません。

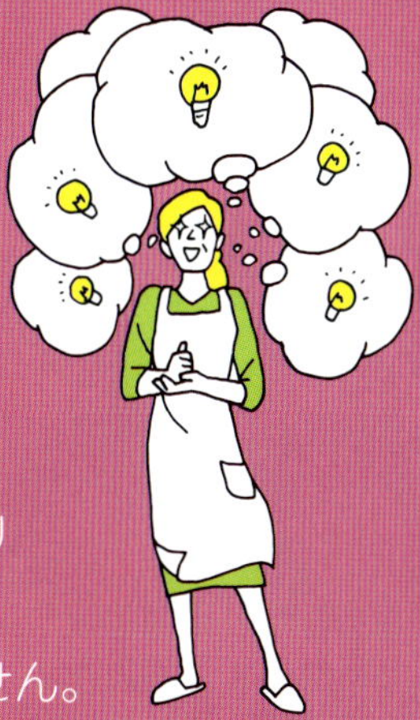

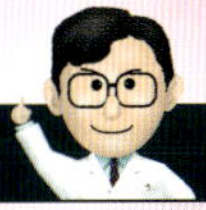

錯視家《イルージョニスト》キタオカ's Voice

創造という言葉には「天賦の才のある人にのみ許された至高の生産的行為」というイメージがありますが、案外何気なく行なったことがたまたま創造的であったという事例は多いです。例えば、オオウチ錯視という静止画が動いて見える錯視があります（右図参照）。この錯視の元となったデザインは、オオウチハジメという日本のデザイナーが1977年にアメリカで出版したデザイン集の中の、ひとつの作品です。そのデザインの中にオオウチ錯視を発見・報告したのはドイツの視覚研究者シュピルマンです（1986年発表）。つまり、真の創造のためには、新しいものを鋭く見分ける能力、すなわち審美眼が欠かせないのです。本章では気分をシャープにしてくれそうなギラギラ図形を用意してみました。

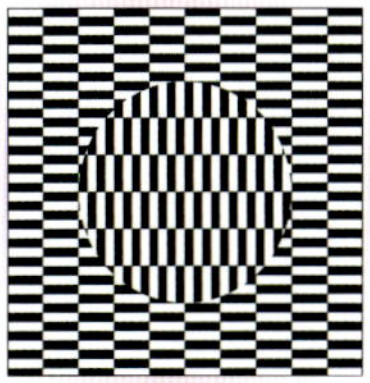

おごそかに光り輝く菊の御紋！

菊の花の中心が光って見えます。菊の花言葉は「高貴」。キラキラと光り輝く菊を見ていれば、おごそかな気持ちになって、いつもと一味違う発想が生まれてきませんか？

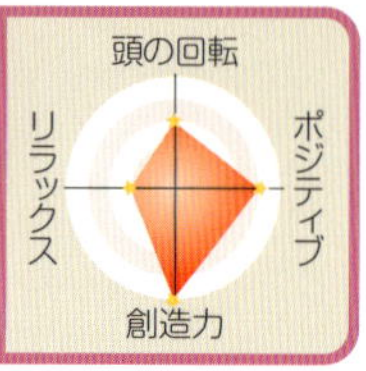

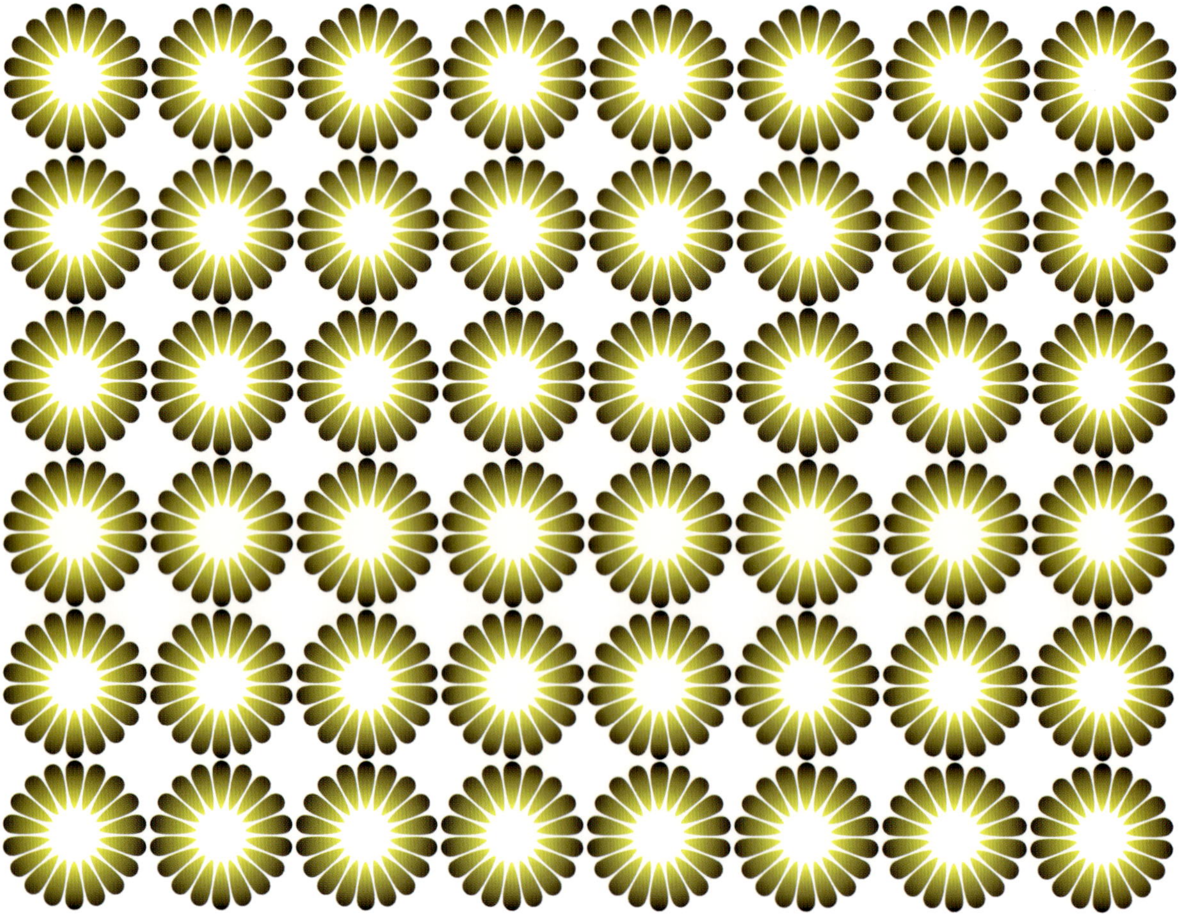

『光る菊』

トリックレベル

アイディアを結晶化させる塩！

黒い正方形上の菱形が動いて見えたり、なかに黒いものが光って見えたりします。浮かんでくる想いが結晶化して、斬新なアイディアが生まれるはず!?

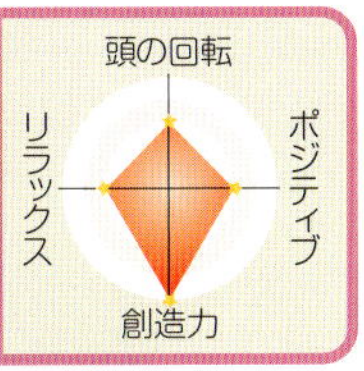

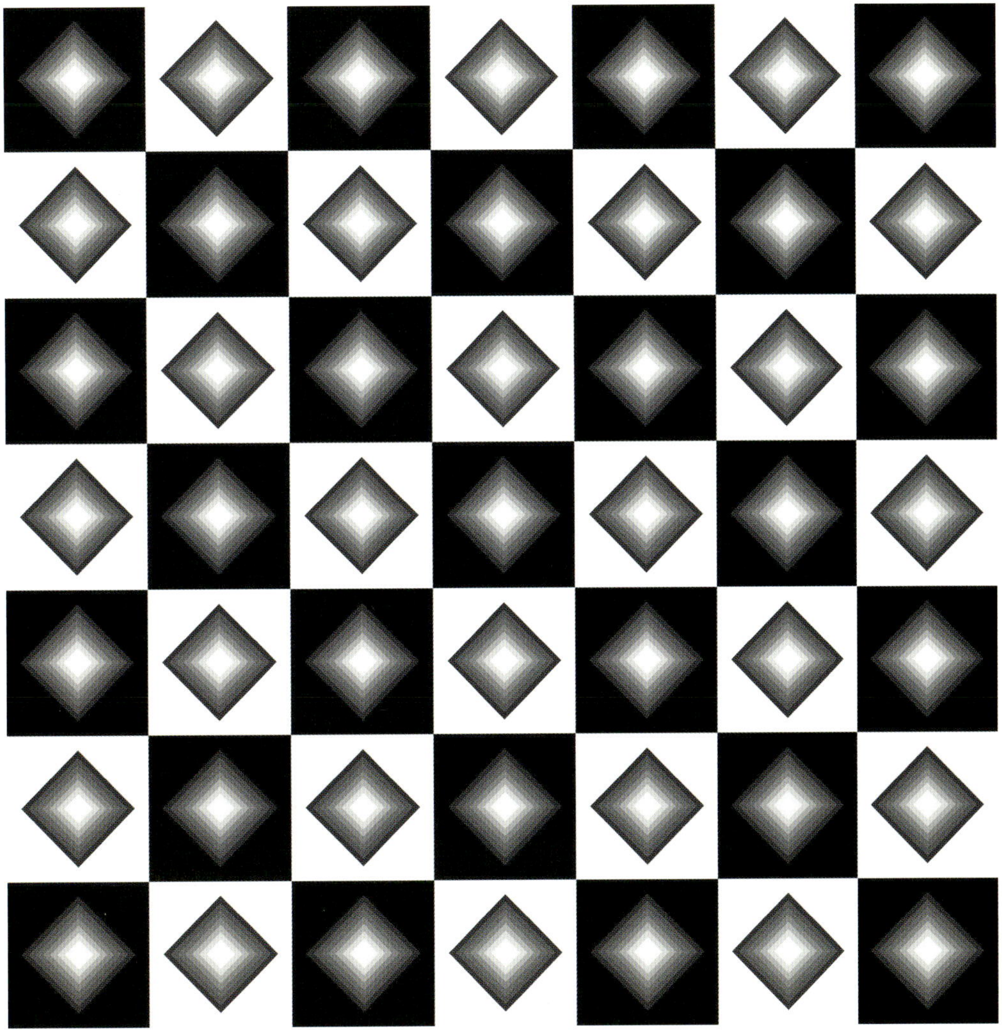

『塩の結晶』

回転するクラゲが脳を刺激する！

カラフルなクラゲが時計回りに回転して見えます。この毒々しい色彩が脳に刺激を与え、あなたの感覚を研ぎ澄ましてくれます。

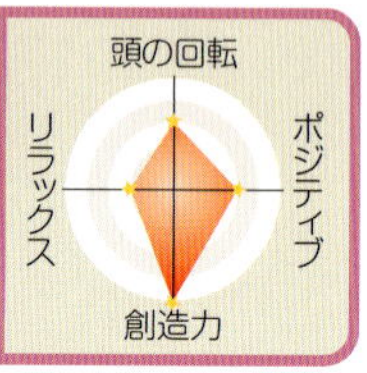

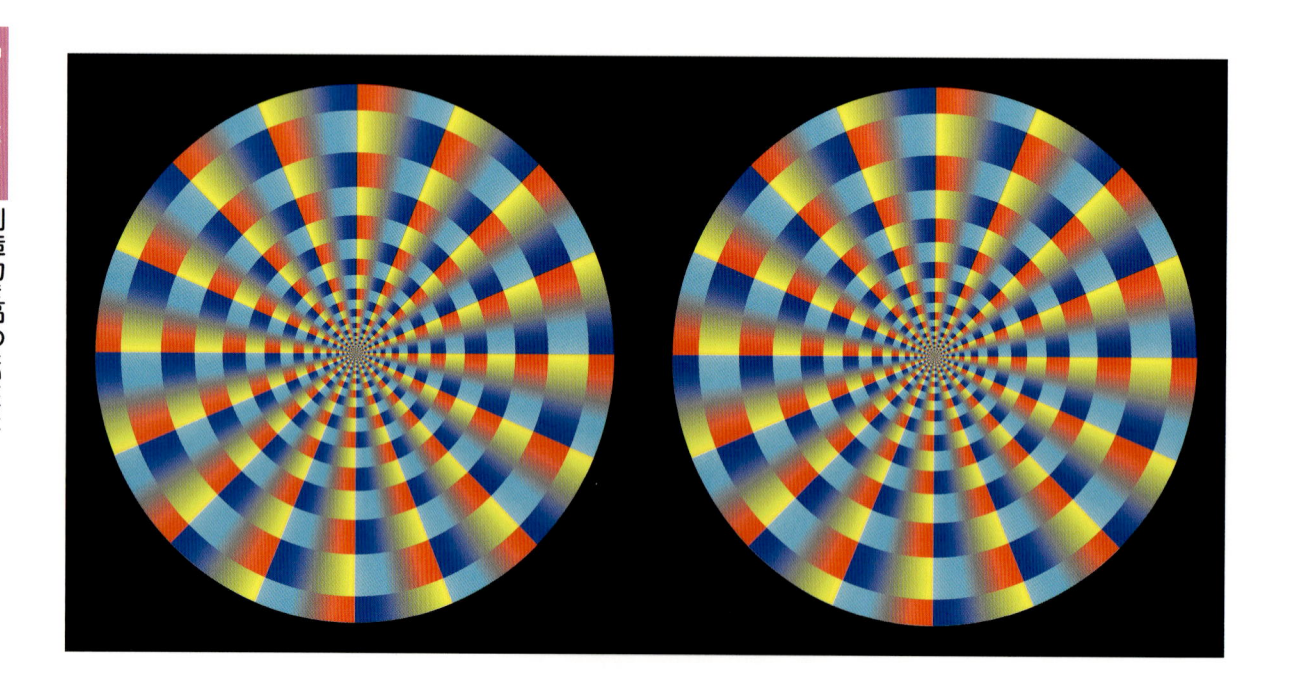

『優雅なクラゲの回転』

渦巻きのなかに見えないものが見えてくる!?

じっと渦巻きを見つめてください。実際は灰色の渦巻きがピンクがかって見える？　更には渦巻きに沿って何かが走るようにも見えます。そこに現れるのは……エイリアン!?

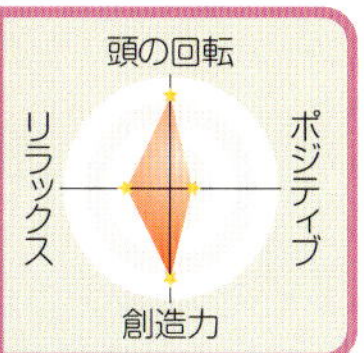

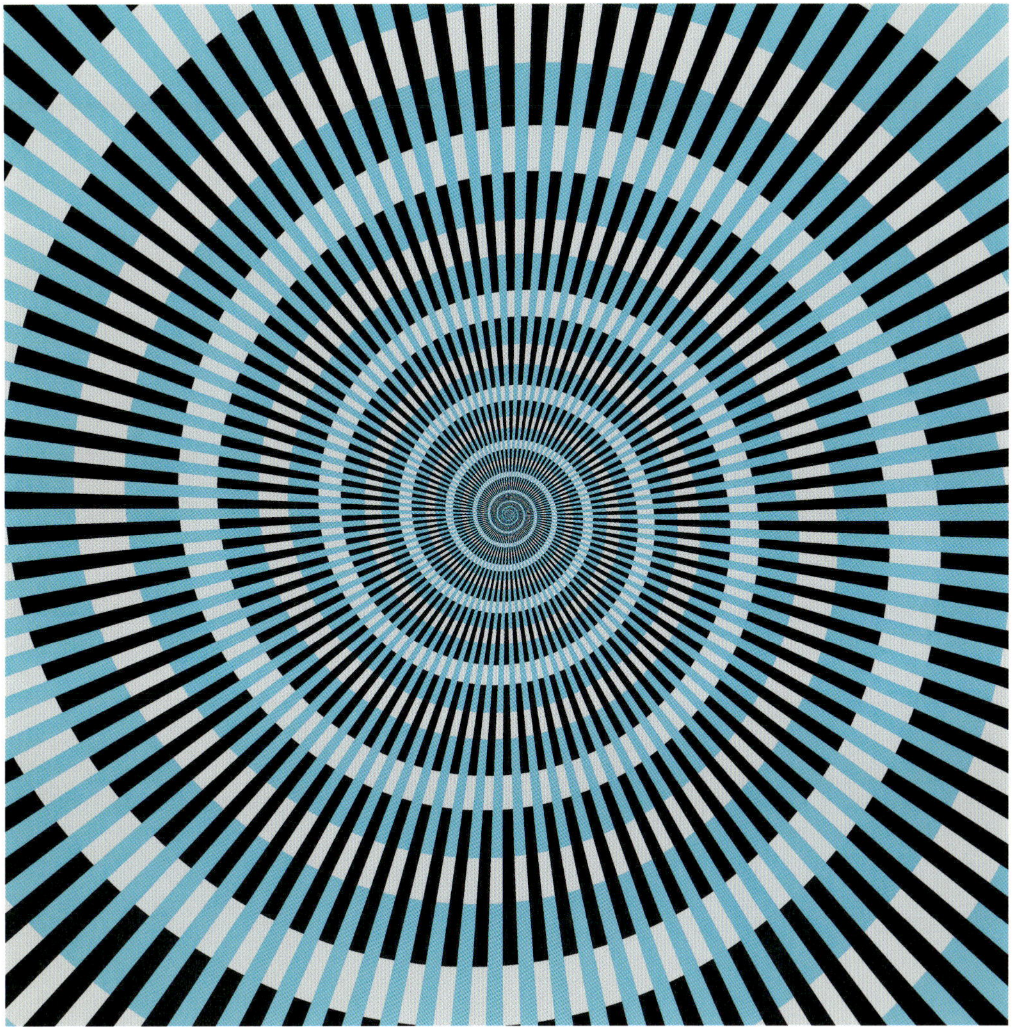

トリックレベル

『エイリアン』

降り注ぐ雪と太陽光線

見上げた空から白い雪が……。いくつもの白い輪が拡大・縮小して放射状にガクガクと動きます。太陽光が反射するように、黄色味がかった環も見えてきませんか？

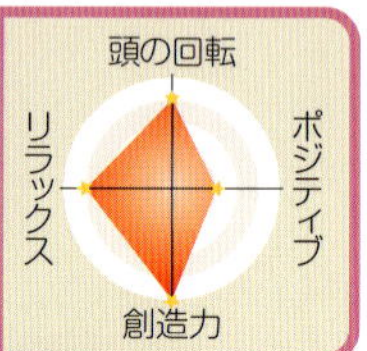

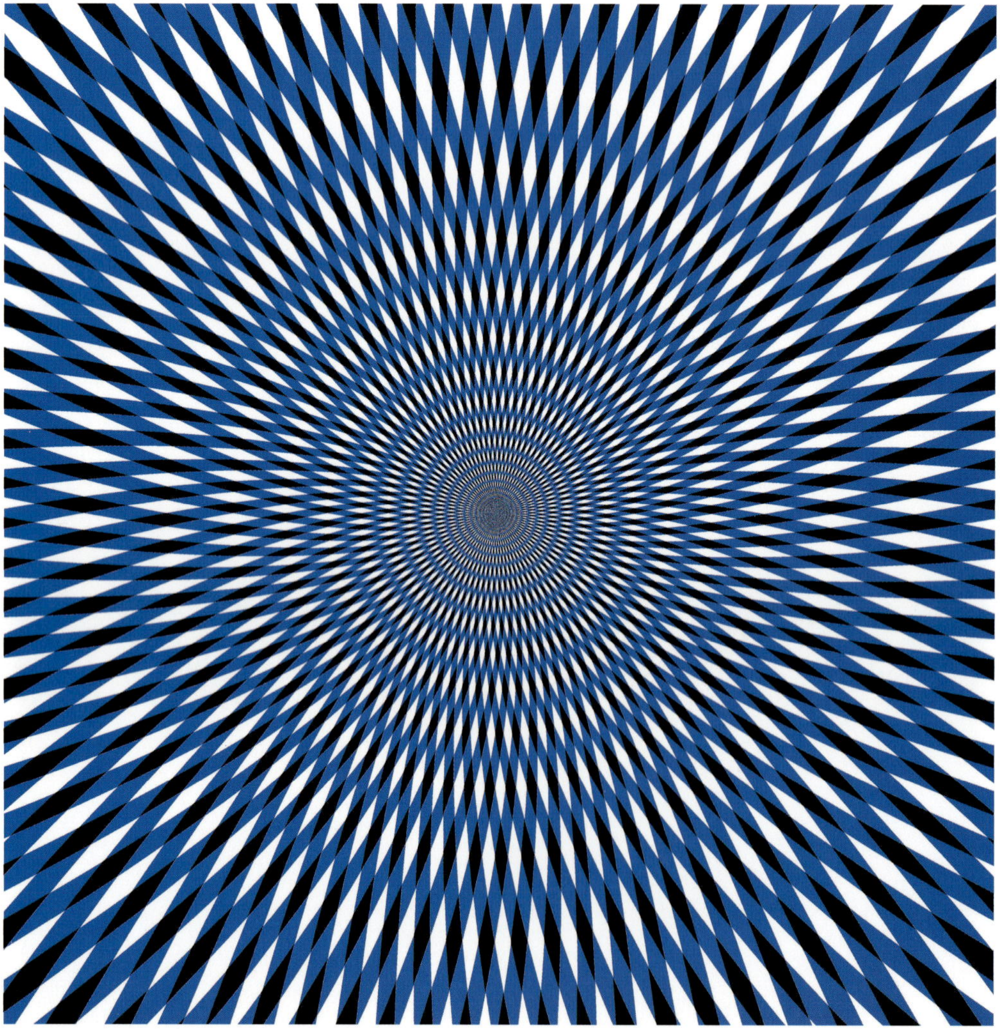

トリックレベル

『降雪』

華やいだ気分で、さぁ、祭だ！

4色の輪がいくつも拡大・縮小し、放射状にギラギラして見えます。さぁ、祭だ！　パーッと華やいだ気分で、たまには非日常空間を味わってみて！

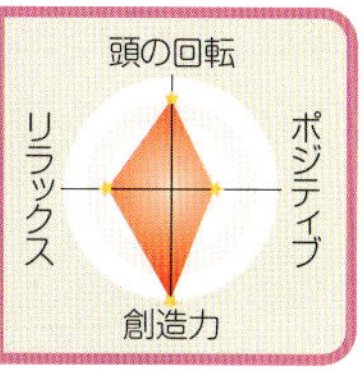

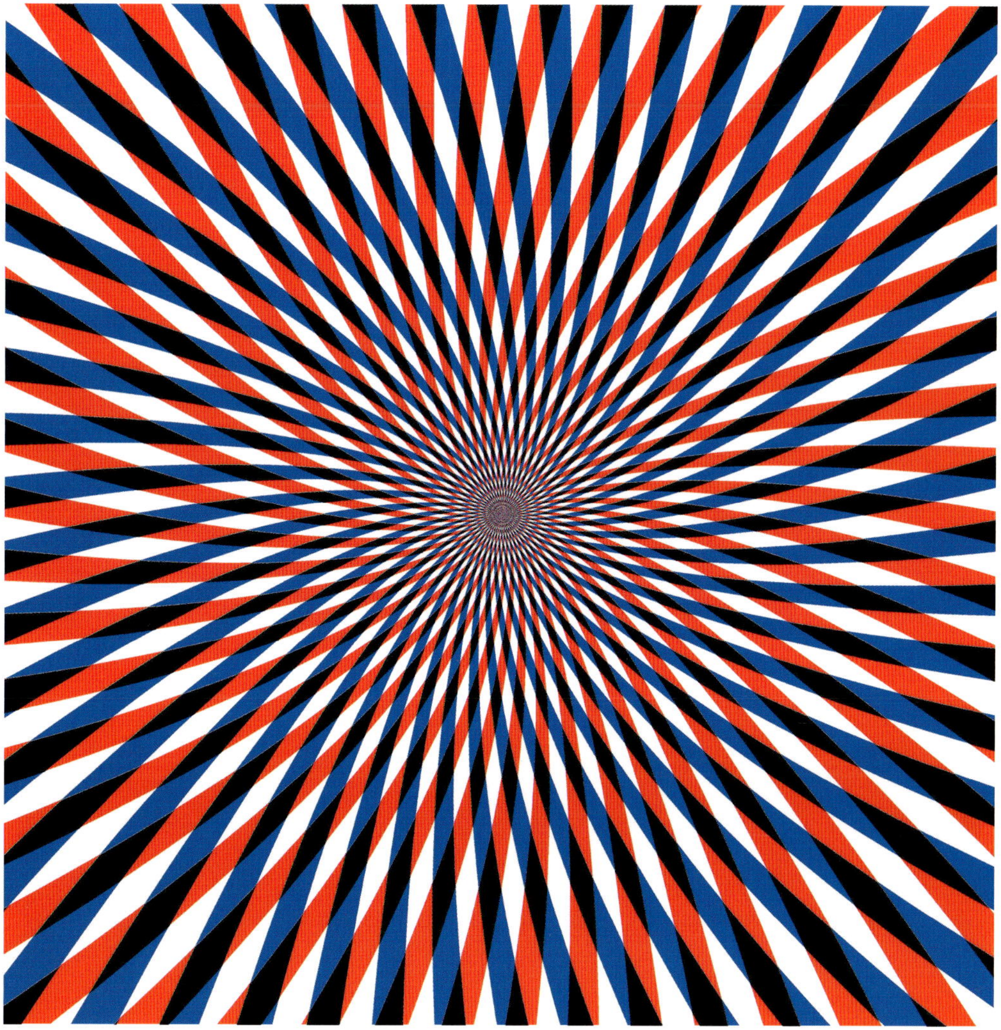

歪んで波打つ宝石たち！

一面に敷き詰められた宝石たち……。あまりのまばゆさに目がくらんでしまう!?　それぞれの辺は直線なのに歪んで見え、全体も波打っているように見えます。

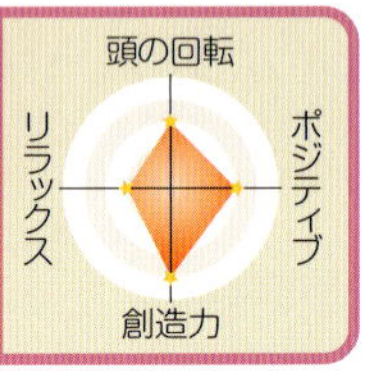

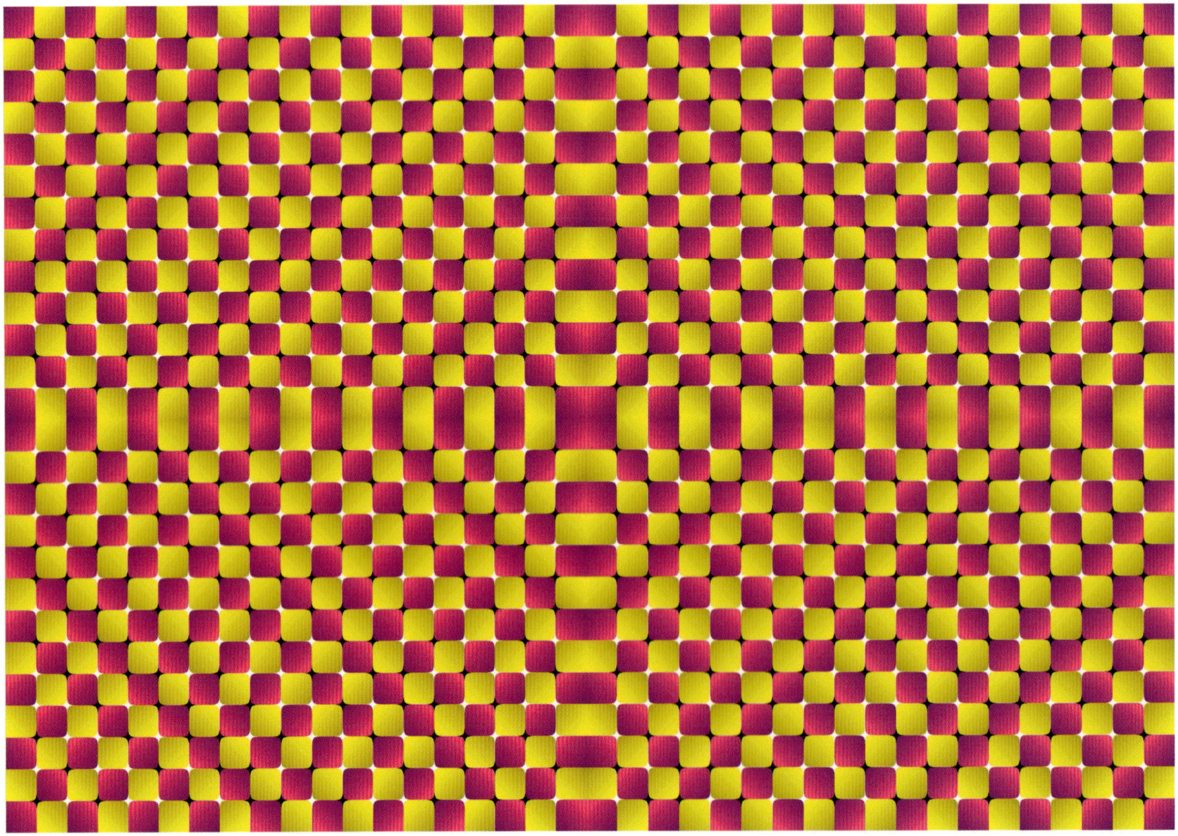

『宝の山に目がくらむ』

風に揺らぐ稲穂

全体が波打って動いているように見えます。まるで風に揺らぐ稲穂のよう。生命の息吹を感じながらながめれば、あなたの中にも何かが生まれるかもしれません。

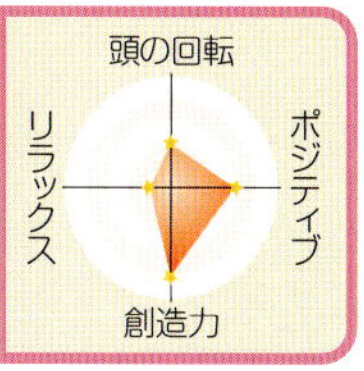

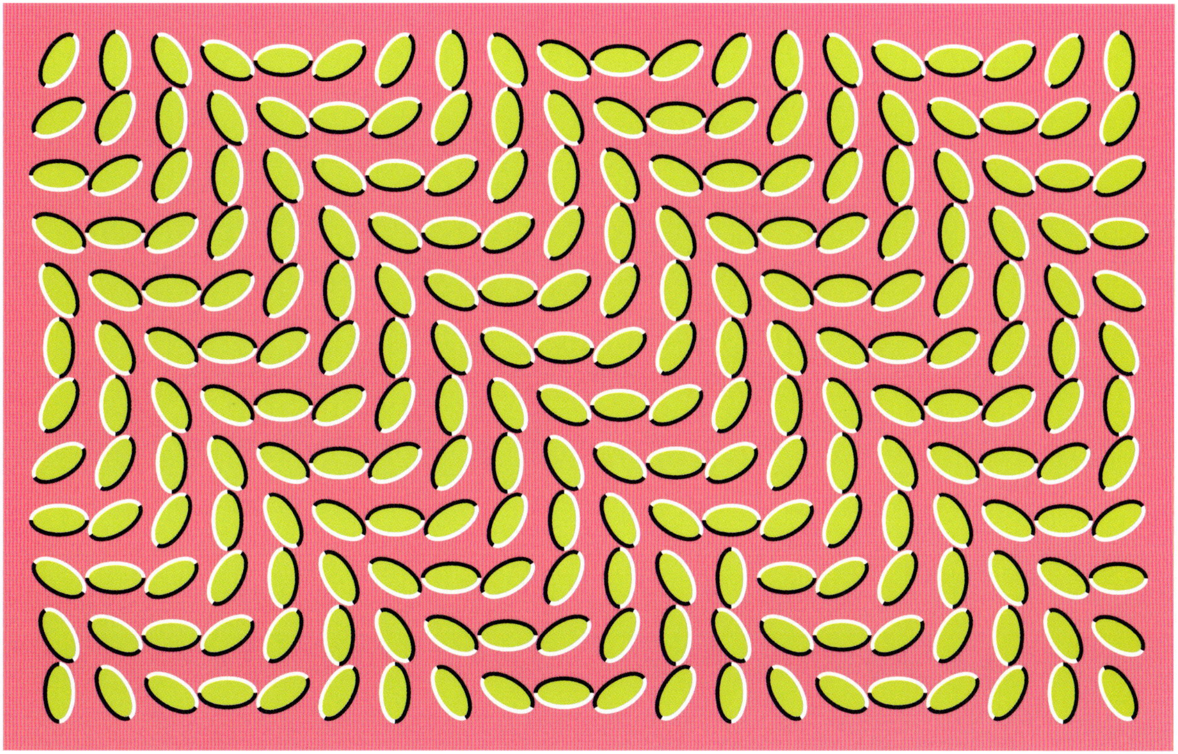

トリックレベル

『赤紫のコメの波』

どんぐりがギラギラぐるぐる！

無数のどんぐりのリングがギラギラと回転して見えます。じっと見つめるうちに、思いがけないアイディアがひらめくかも!?

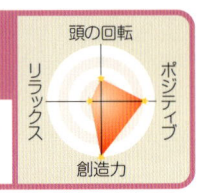

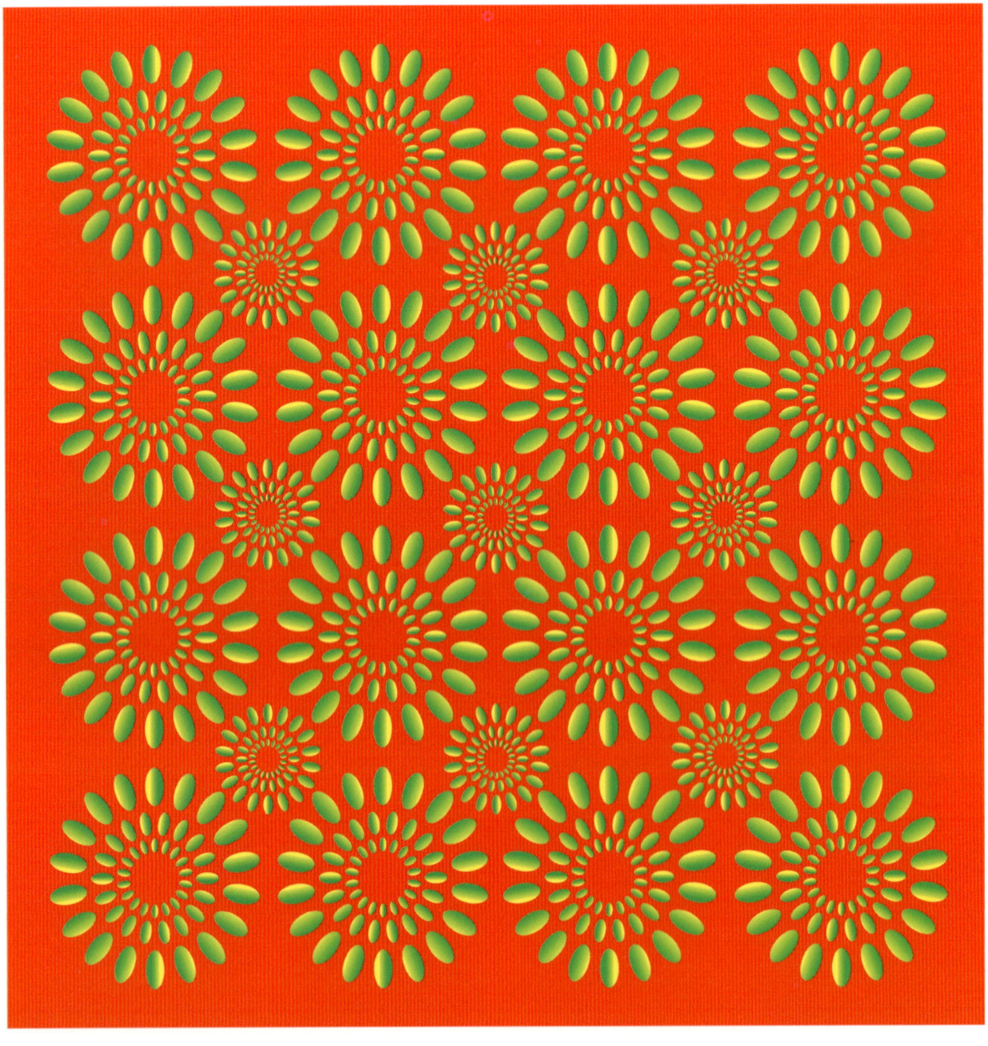

トリックレベル

『どんぎらりん』

くるくる回る懐かしのメンコ

懐かしいメンコ遊びはいかが？　くるくると円盤型のメンコが回転して見えます。まばたきで動きが変わり、さらに刺激を与えてくれます。

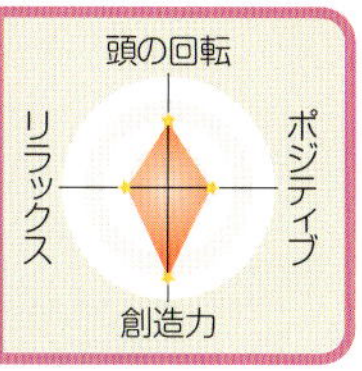

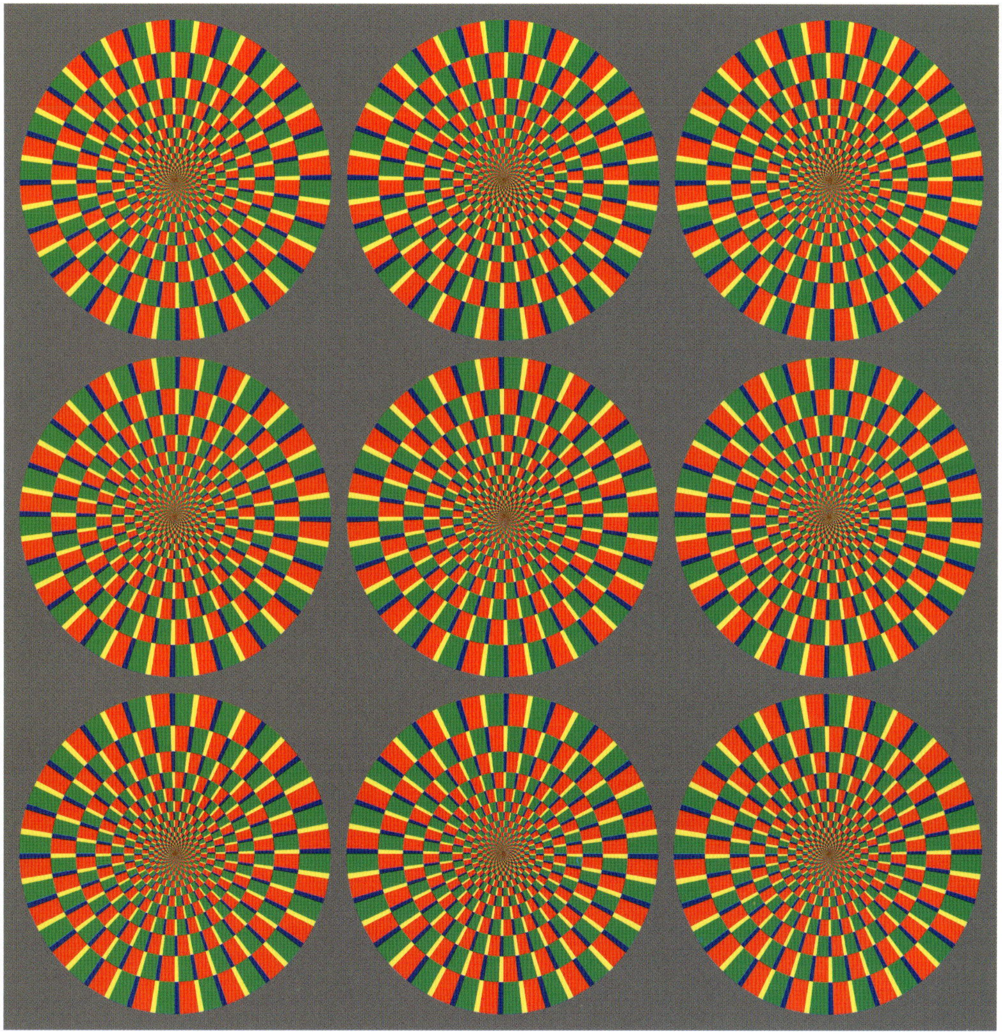

トリックレベル

『メンコの回転』

乱れ飛ぶ国技館の座布団！

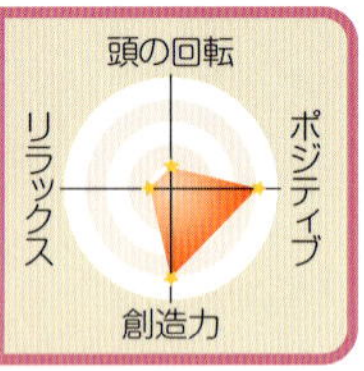

大相撲でよく見かけるシーン。両国国技館の座布団は約20mも飛ぶのだとか。館内の興奮が絶頂に達したときのように、乱れ舞う座布団がギラギラして見えます。

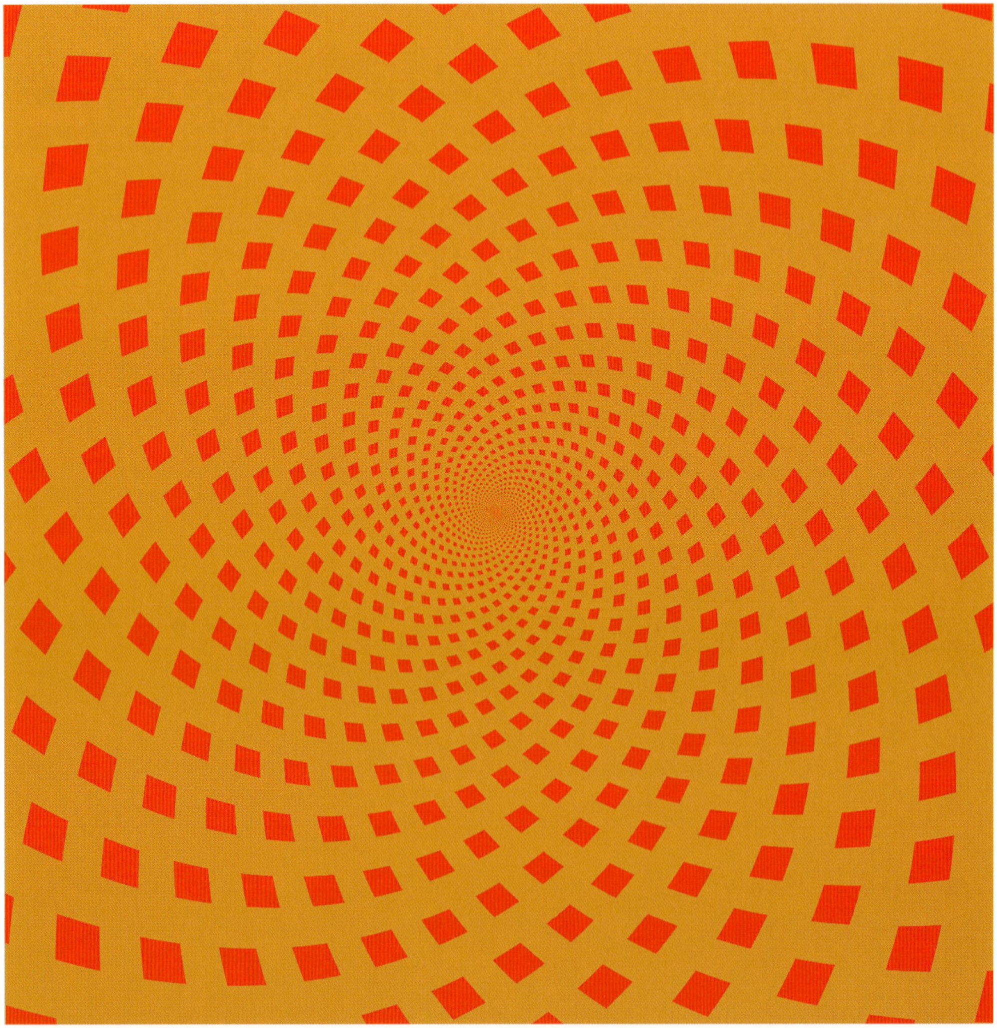

トリックレベル

『国技館の座布団』

3つも楽しめるおトクな錯視デザイン

内側の輪は縮小、外側の輪は拡大。目を近づけたり遠ざけたりすると、おたがいに反対方向に回転します。また、近づけると内側の輪が、遠ざけると外側が赤味を増します。

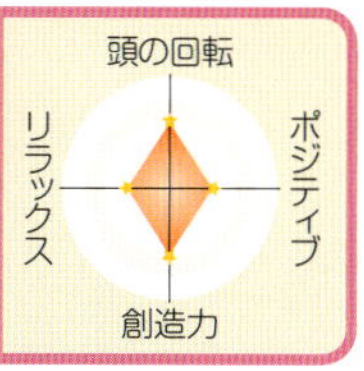

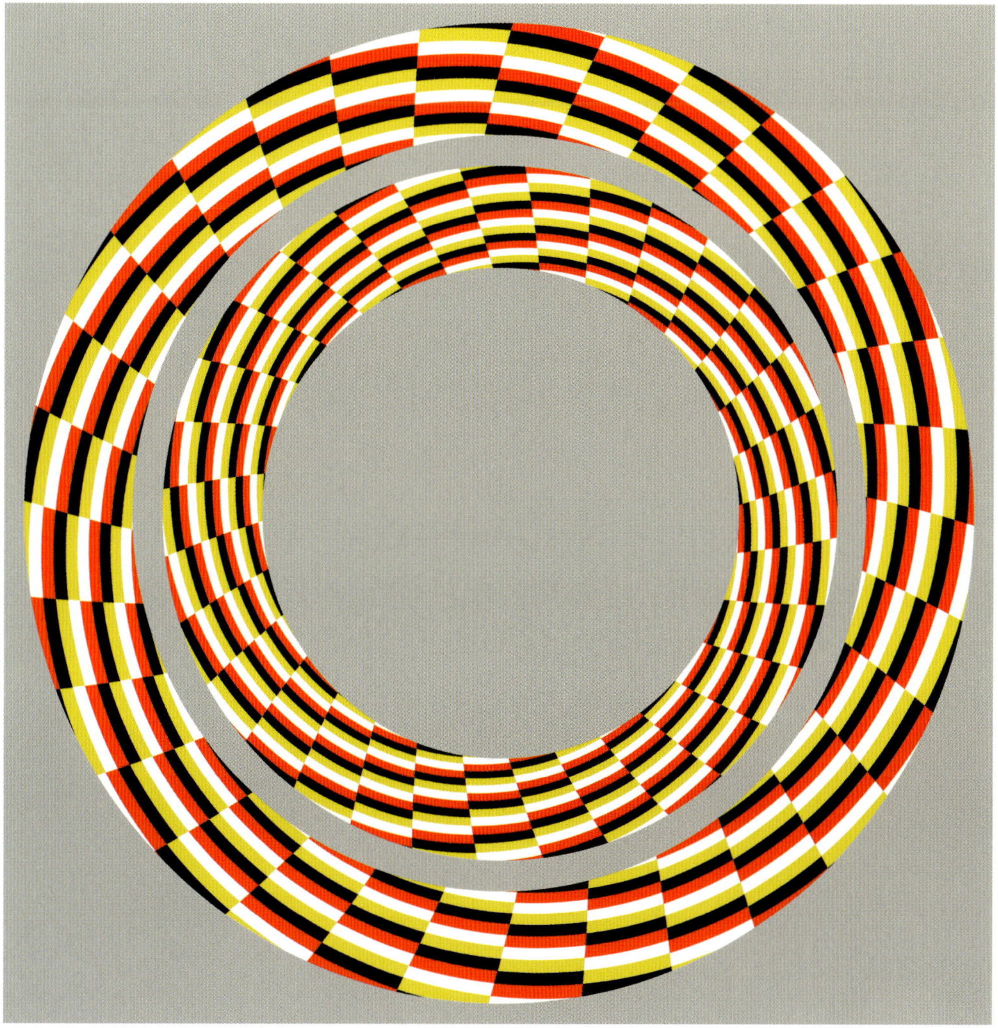

トリックレベル

『2つの環』

故きを温めて新しきを知る！

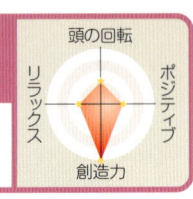

「観世水」とは能楽の観世家の定紋。日本の伝統文様をモチーフにしたパターンが動いて見えます。創造力は故きを温めて新しきを知ることから！

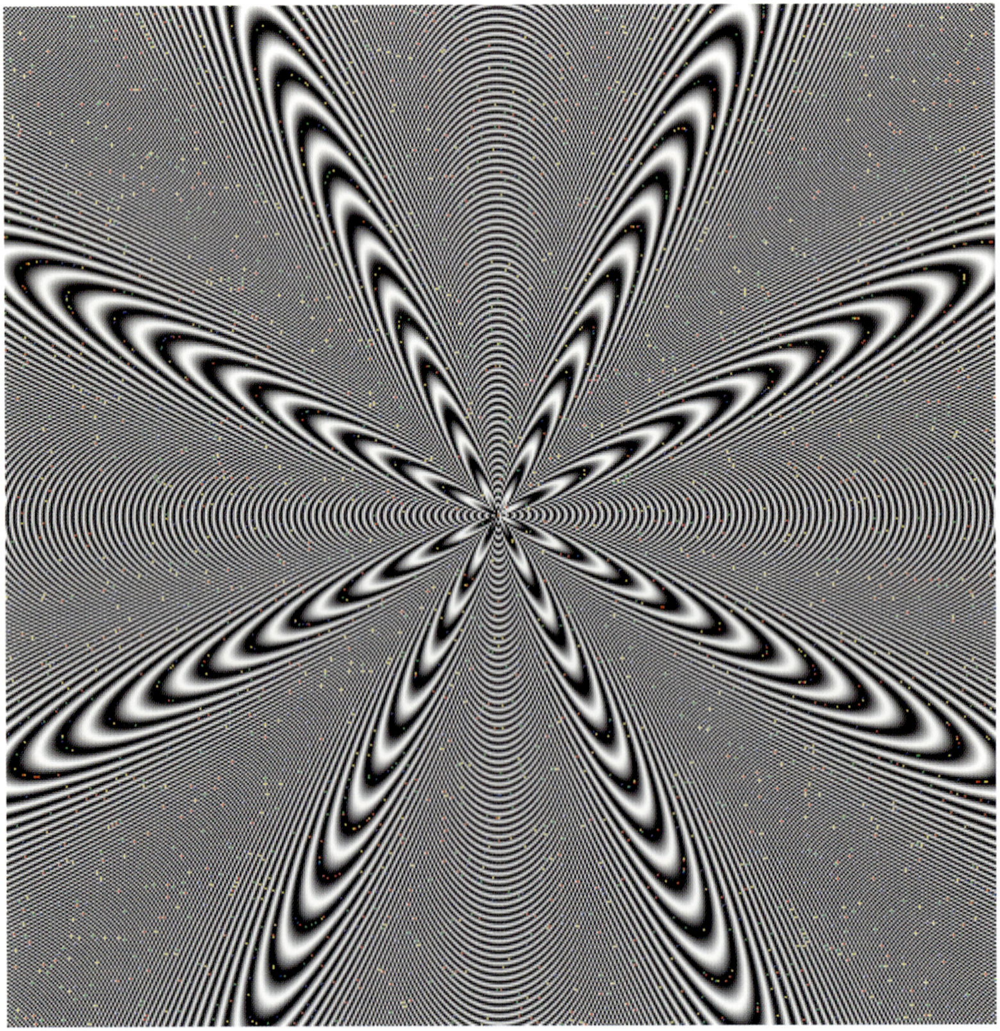

『オップ観世水』

トリックレベル

呼吸するピラミッド!?

左上・右上・真ん中・左下・右下の正方形は拡大して見え、残りの正方形は縮小して見えます。連なるピラミッドが呼吸しているのを上空から見下ろしているようです。

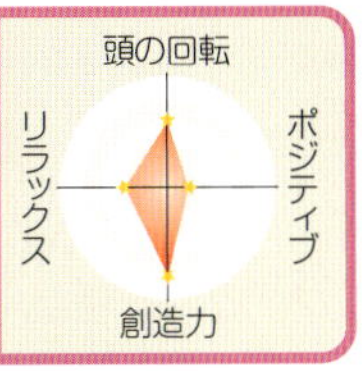

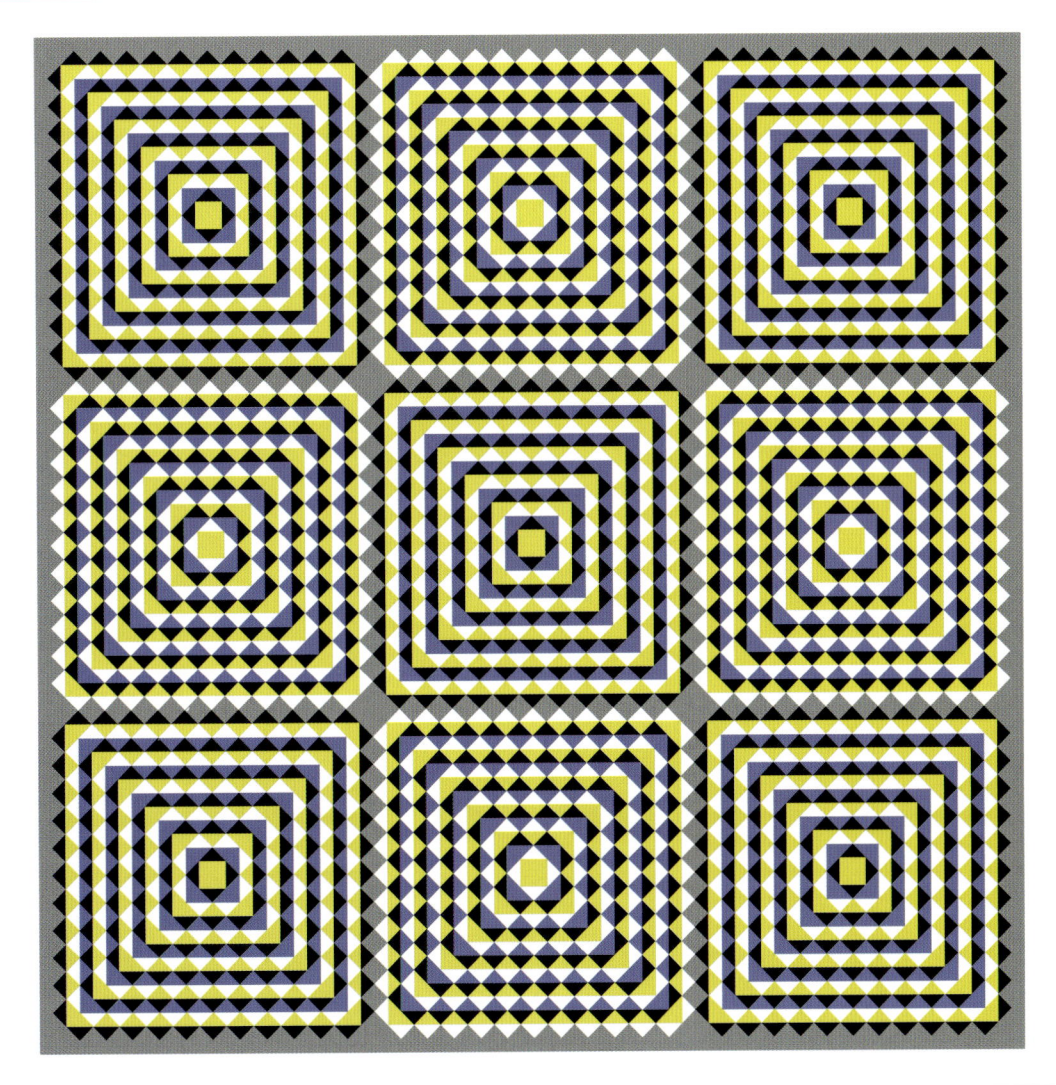

潜在能力の開花に効く新製品!?

脳に刺激を与える“錯視磁気”の出る「サクシバン」を貼ると、脳力開花によく効きます。脳が疲労しているあなたは今すぐ試してみては？

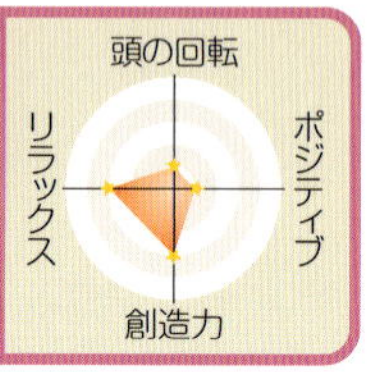

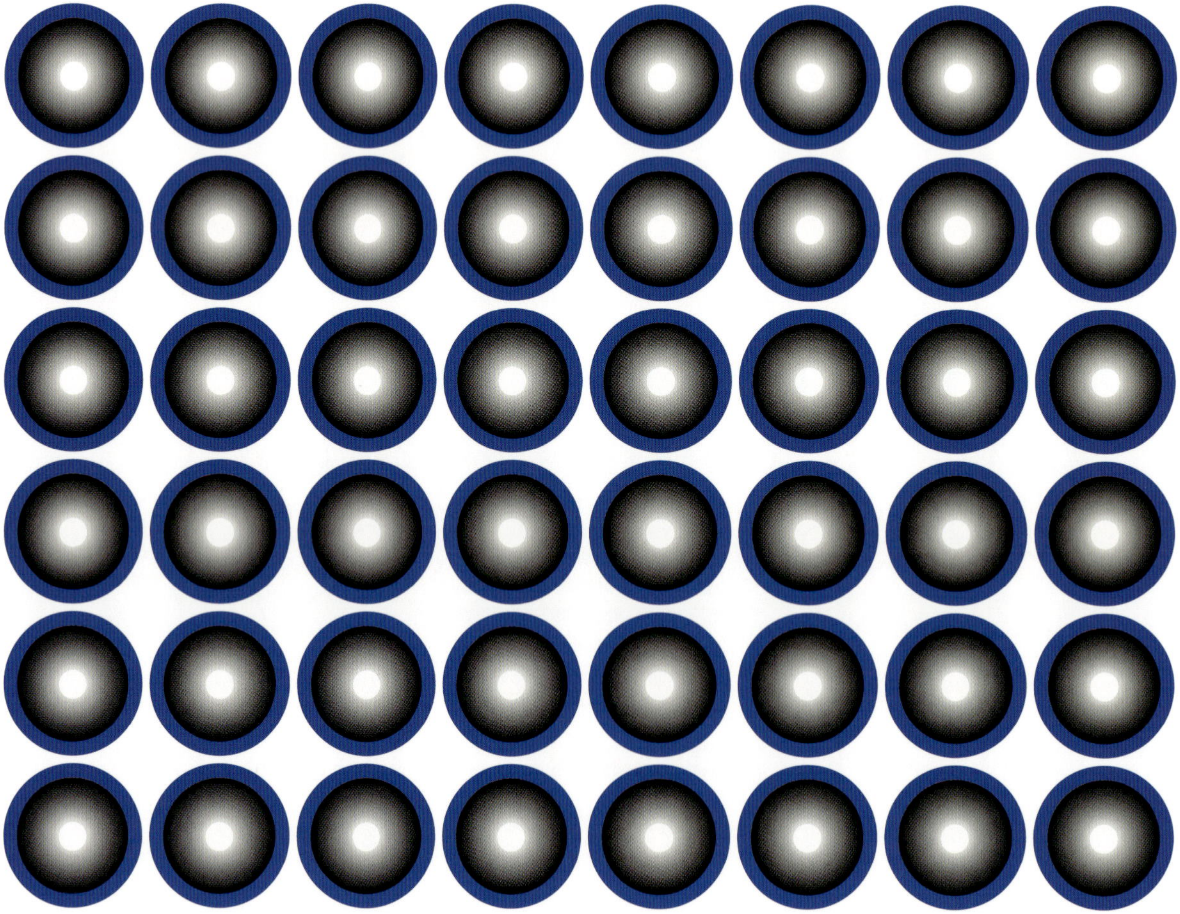

『錯視磁気療法』

死角なし！ 完全なる防犯対策

交差点の白い電球が輝いて見えるでしょう。これだけしっかり防犯対策しておけば、泥棒も寄りつかないはず。

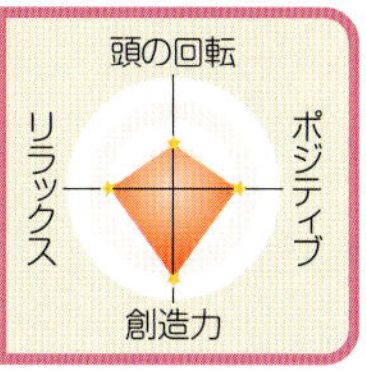

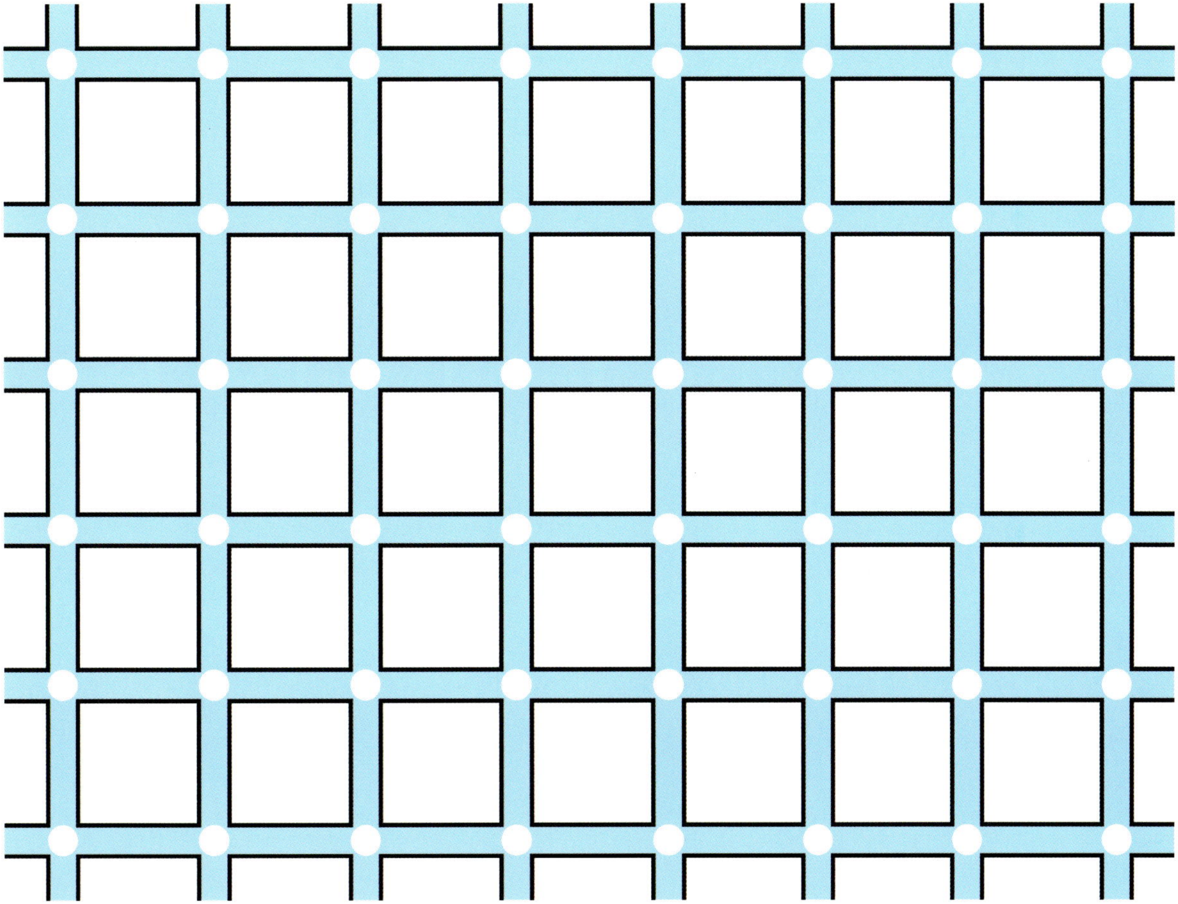

『防犯電球』

4章 心をリラックスさせたいときに

Relax

ここは、次のような症状がある方のための章です。あなたはいくつ当てはまりますか?

[心地よい睡眠]

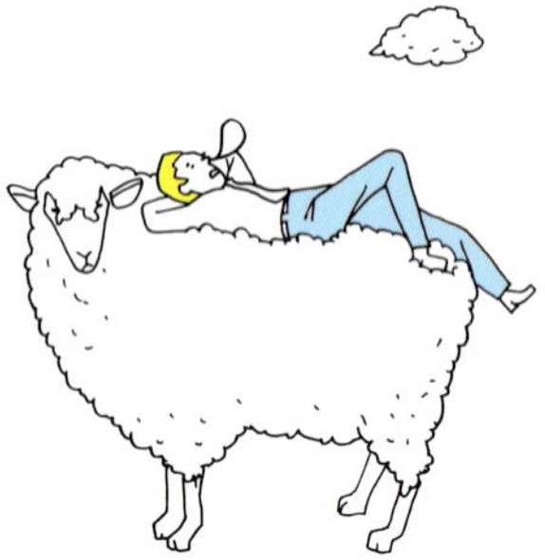

追い立てられるような毎日、ぐっすり眠れてますか? 力を抜くときは思いきり抜いちゃいましょう。

[不安を解消]

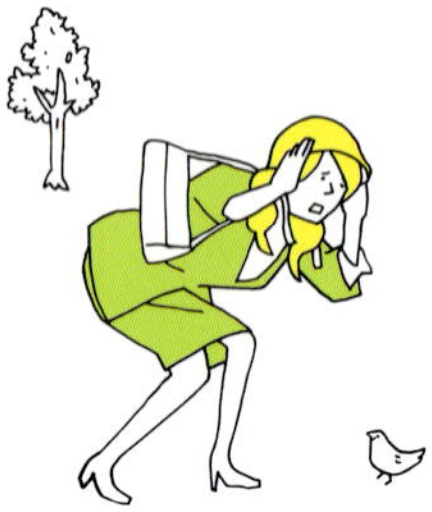

理由もなく不安な気持ちになっているあなたへ。あれこれ心配しすぎても疲れるだけですよ!

[最近泣いてない!]

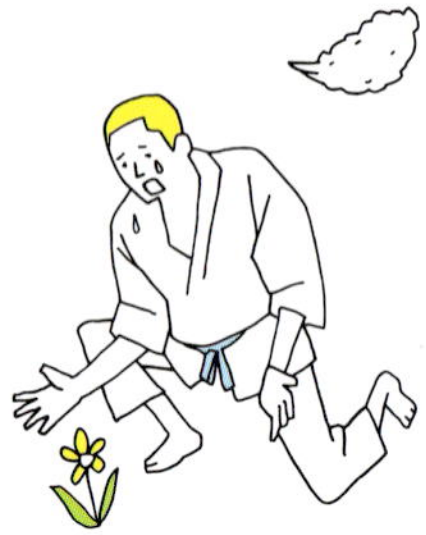

素直になれないあなた。感受性が鈍っていませんか? 肩肘を張らずに気持ちをオープンにしてみて。

[こまけ〜]

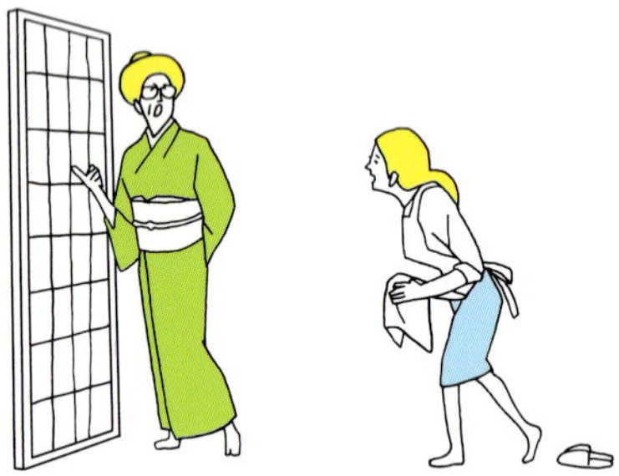

あまりにも神経質だと疲れてしまいますよ……。ほんの些細なことも気になって仕方ないあなたへ。

[アルファ波全開]

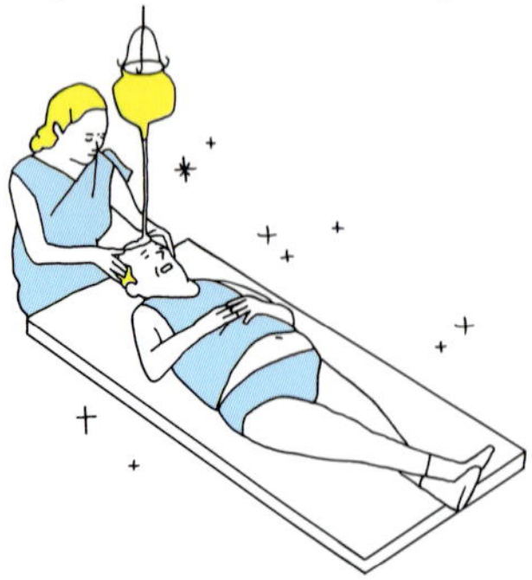

現実に立ち向かってばかりじゃ、お疲れでしょう。たまには日常を忘れて癒されたいですよね。

[キレやすい大人]

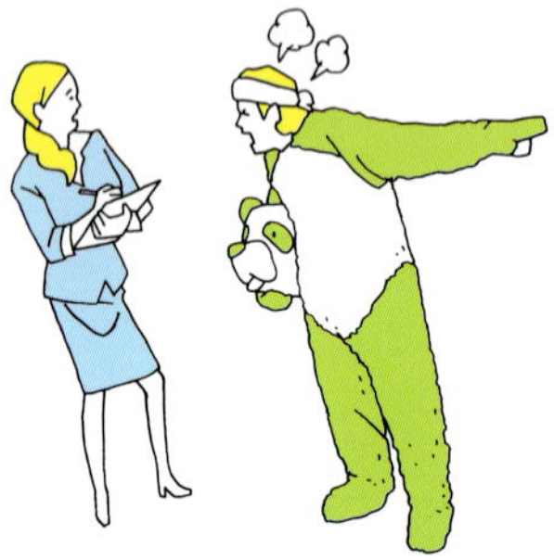

つい怒鳴ってしまったり、大人げない行動をとってしまったり……。イライラを募らせてませんか?

錯視で漠然とした不安を解消

世間を騒がせている「年金問題」や「ワーキング・プア」という言葉。けっして他人事とはいいきれないような不安をおぼえる人は少なくないかもしれません。更には、地球温暖化をはじめとする環境問題も深刻化しています。近い将来、私達の生活に様々な影響を及ぼすことが懸念されています。将来に対する漠然とした不安は、現代社会を生きる私たちにとって、常につきまとうものなのかもしれません。

しかし、悲観ばかりしていては疲弊してしまいます。あなたの心は今、疲れていませんか？　こんな時代だからこそ、まずは心に平穏を……。ときには日常のすべてを忘れて、ほっと一息ついてみてはどうでしょう？

気持ちをリラックスさせたいあなたへ、リラクゼーション効果の高いブルー系や揺れる錯視など、癒しを感じられるような作品を集めました。身体の力を抜いて、心をからっぽにして、ゆったりとした気分でながめてみてください。

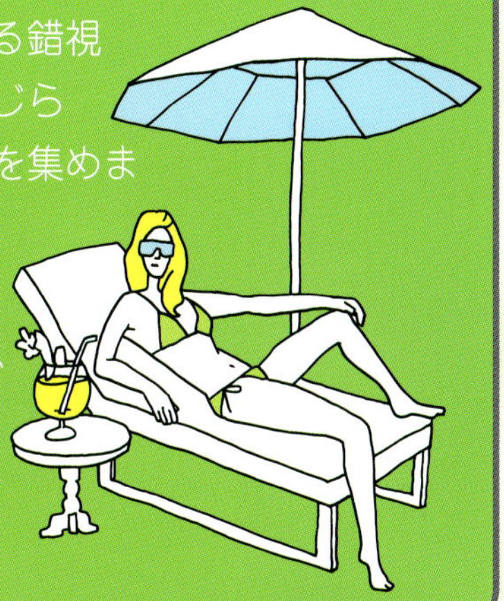

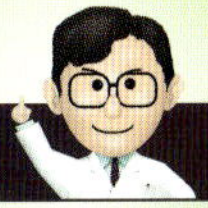

錯視家《イルージョニスト》キタオカ's Voice

リラックスするには騒音はシャットアウトしなくてはなりませんが、刺激が少ないほどよいかというとそうでもなく、適度な質と量の刺激のある環境の方が安らぐこともあります。しかし、どのような刺激が人をリラックスさせるのに向いているかとなると、一概には言えないところです。

本章では、人をリラックスに導いてくれそうな錯視デザインを集めてみました。その選び方の基準としては、静止画が動いて見える錯視ではのんびりした動きに見えるもの、色の錯視ではほんのりしたもの、縞模様を使った図形ではギラギラ感の少ないものなどとしました。もちろん、あくまで私個人の判断で選んでいますから、読者の皆さんは自分のフィーリングに合ったものを好みで選んでください。この作品なら自分は必ずリラックスできる、というものがありましたら、ご一報頂ければ幸いです。

愛嬌を振りまくラッコの顔

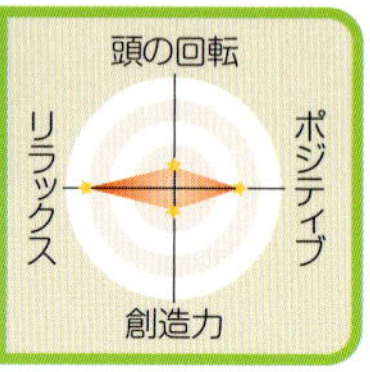

動物って無条件で癒されますよね。なんとも愛くるしいラッコ！　よーく見ると、目やヒゲが動いてませんか？　愛嬌を振りまいているようです。

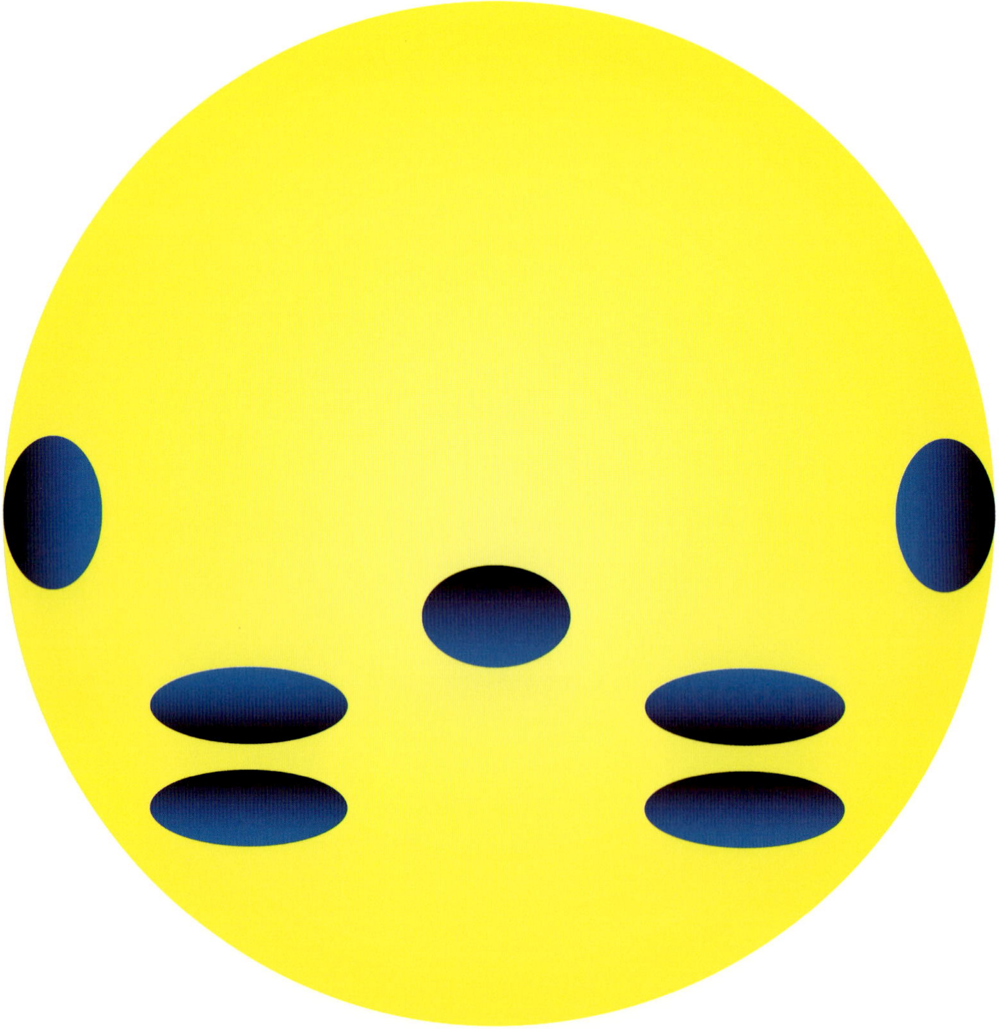

『ラッコ』

規則正しい魚たちの行進

きれいな水面をのぞくと、そこには小さな魚たちの群れが……。上の群れは左に、下の群れは右に泳いでいくように見えます。まるで規則正しい行進のようですね。

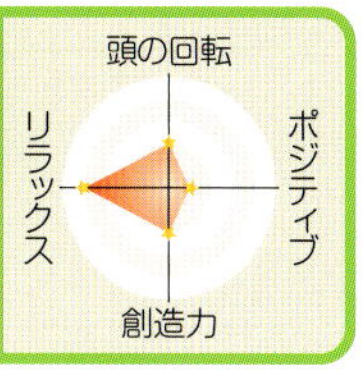

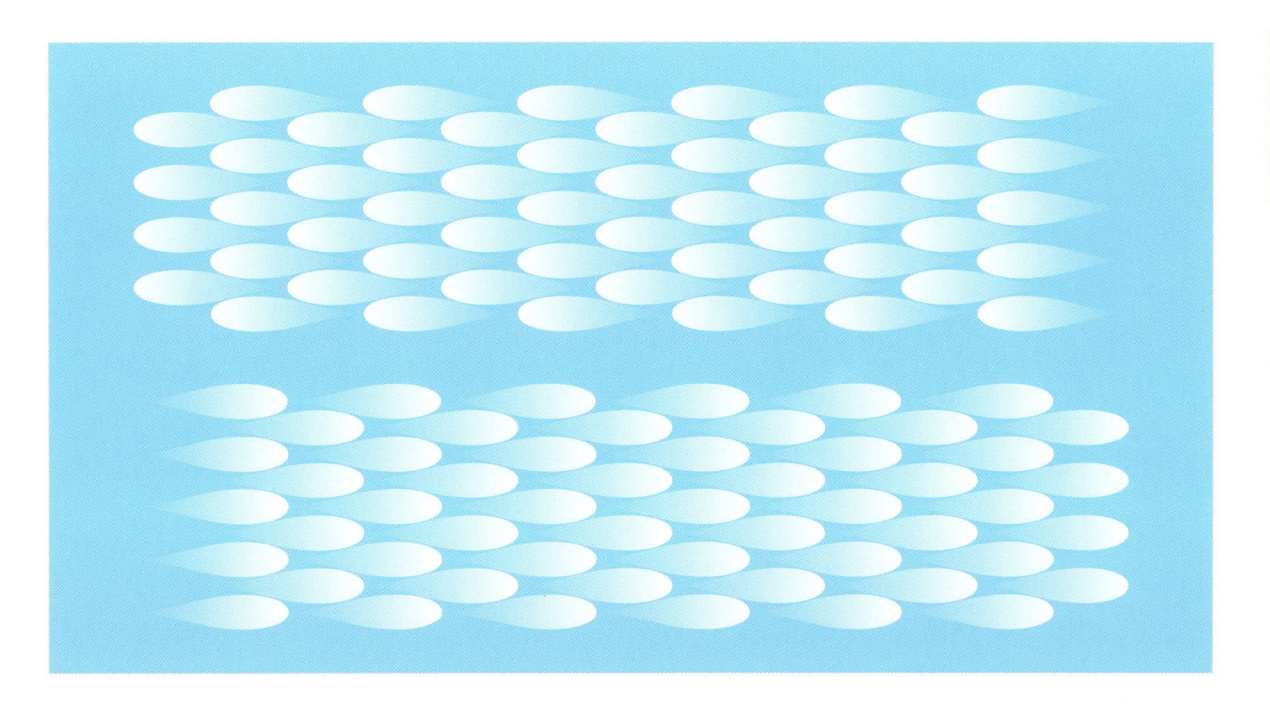

ゆっくり回る魚たちの群れ

魚たちが今度は群れになってゆっくりと回りだしました。内側の魚たちは時計回りに、外側の魚たちは反時計回りに回転して見えます。

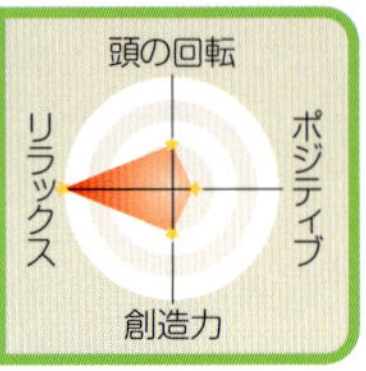

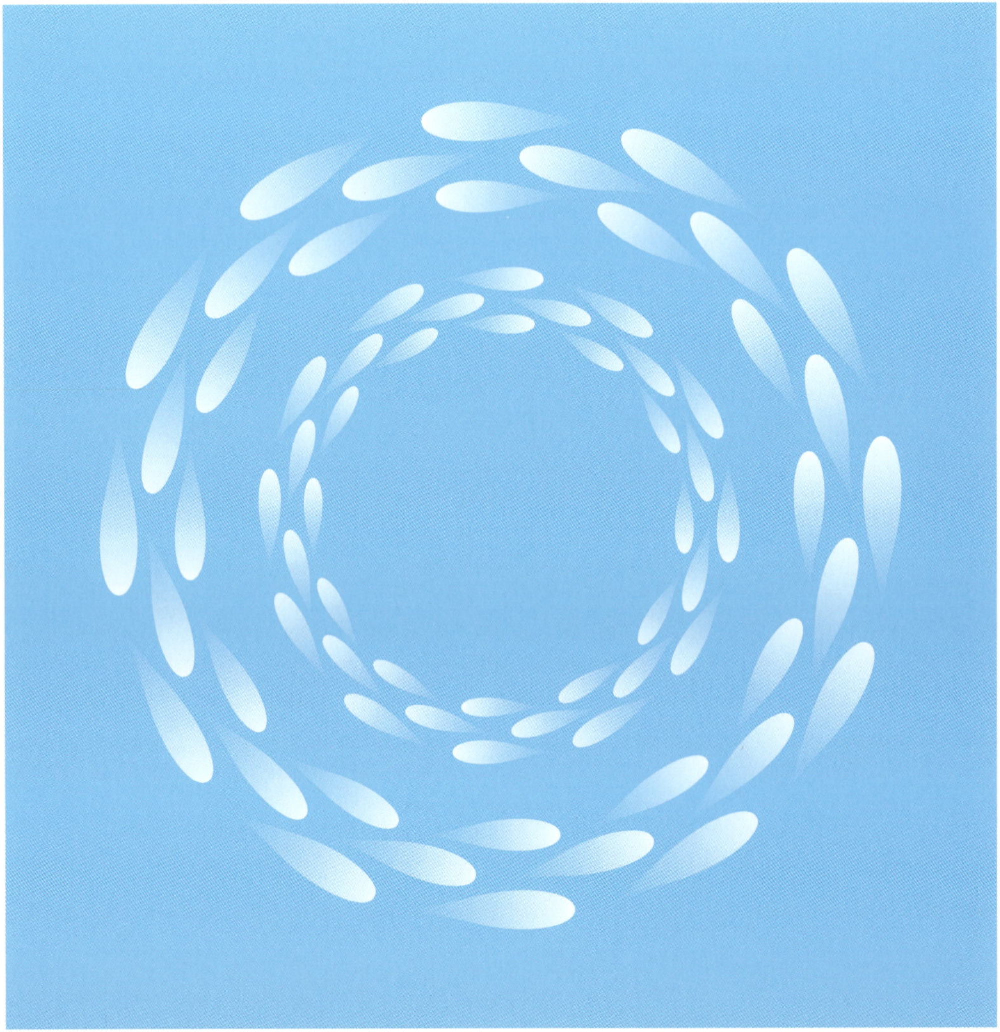

トリックレベル

『回遊』

くるくると回転するボート

晴れわたった空の下、広々とした海上でボート大会が開催されています。デモンストレーションでは、輪になった何隻ものボートがくるくると回転。爽快です！

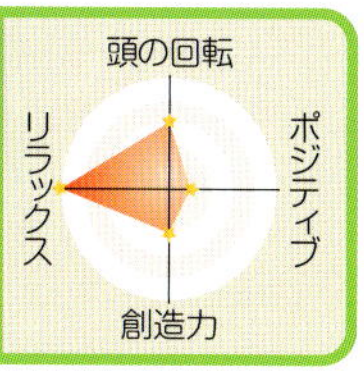

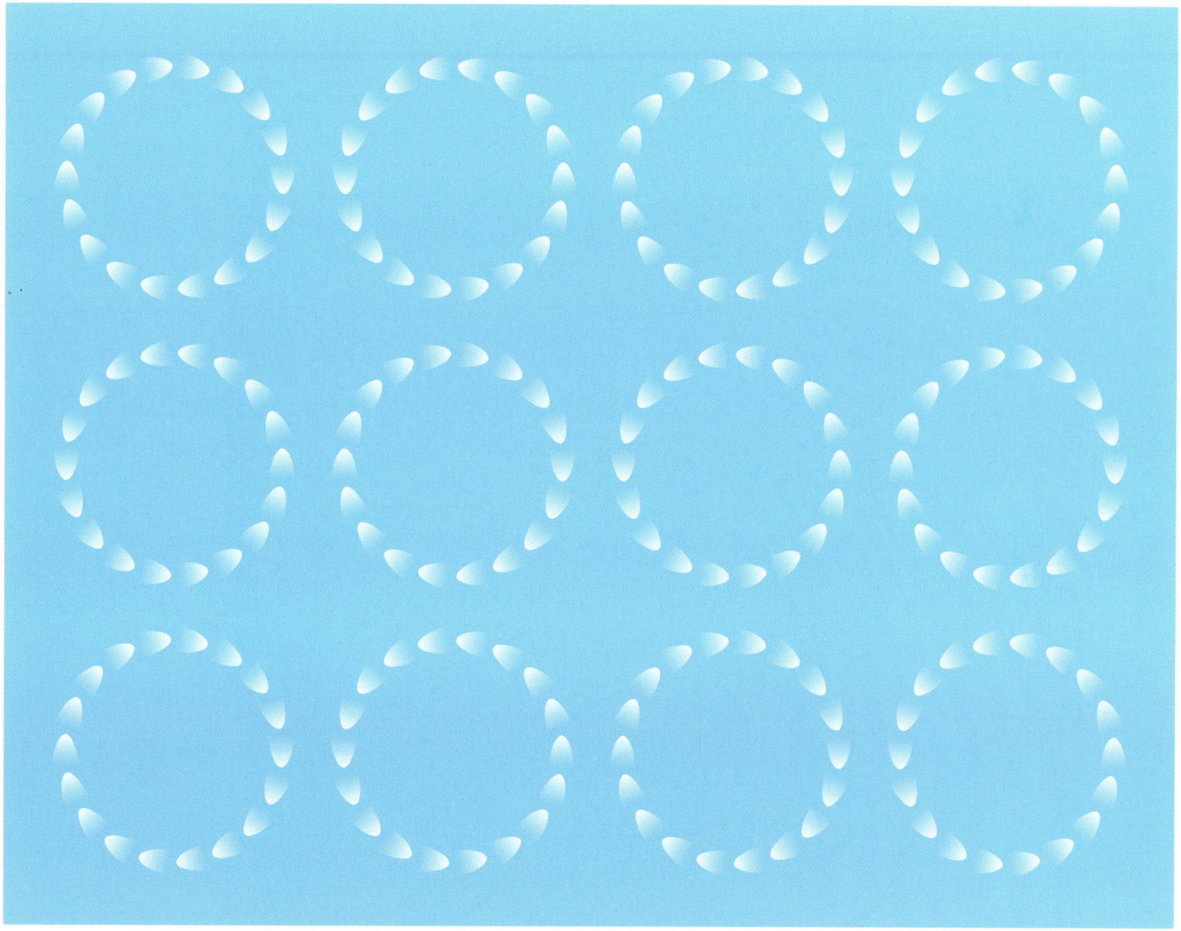

トリックレベル

『ボート』

右の鳩も左の鳩も本当は同じ色！

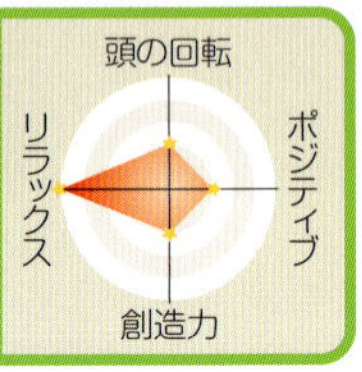

肩を寄せ合う鳩の家族。左の鳩も右の鳩も同じ色（白）なのですが、左のほうは黄色味がかって見えます。目を近づけて、よーく見てみて。

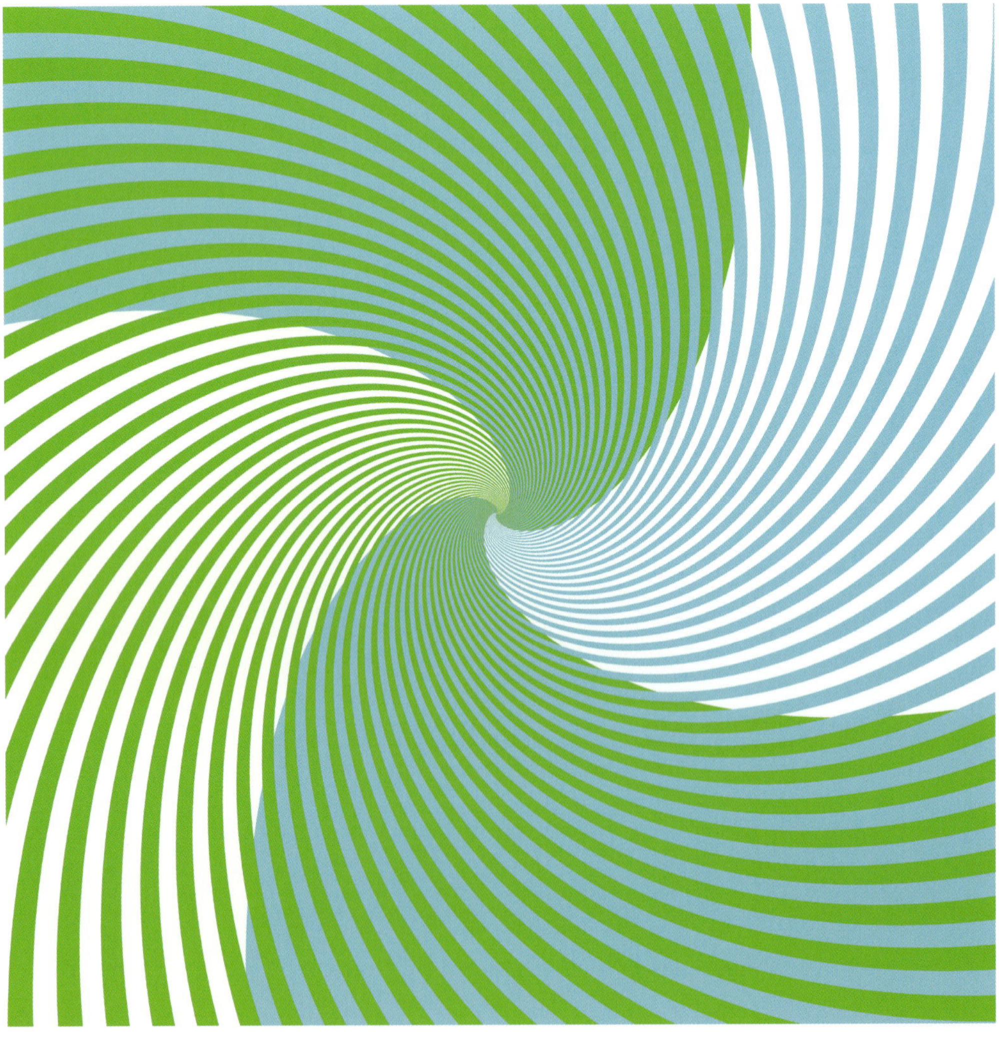

トリックレベル

『小家族』

伸びたり縮んだりする竹林!?

まっすぐに整然と並んだ竹の林。竹の節が上下に動いて見えませんか？　忙しい日々で疲れたあなたの心を、竹林がそっと癒してくれるでしょう。

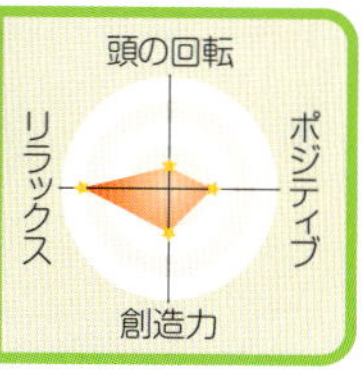

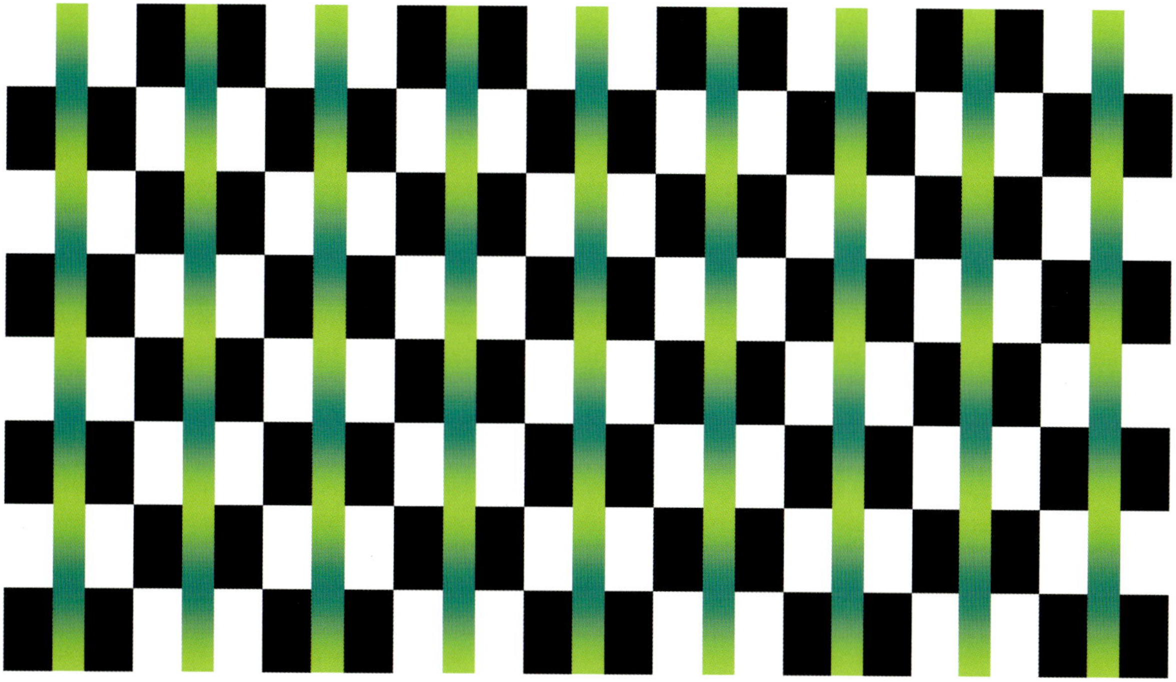

トリックレベル

『竹』

パラソルがだんだん大きくなる！

傘が拡大したように見えます。直線であるはずの８角形の辺は、内側にたわんで見えるでしょう。これだけたくさんの傘があれば、今日は雨の心配もしなくてよし♪

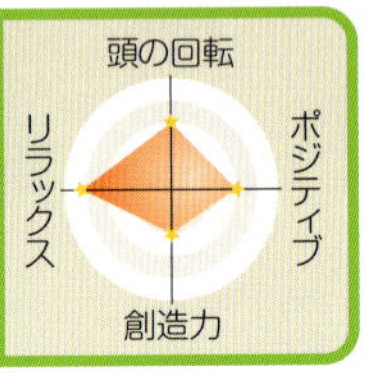

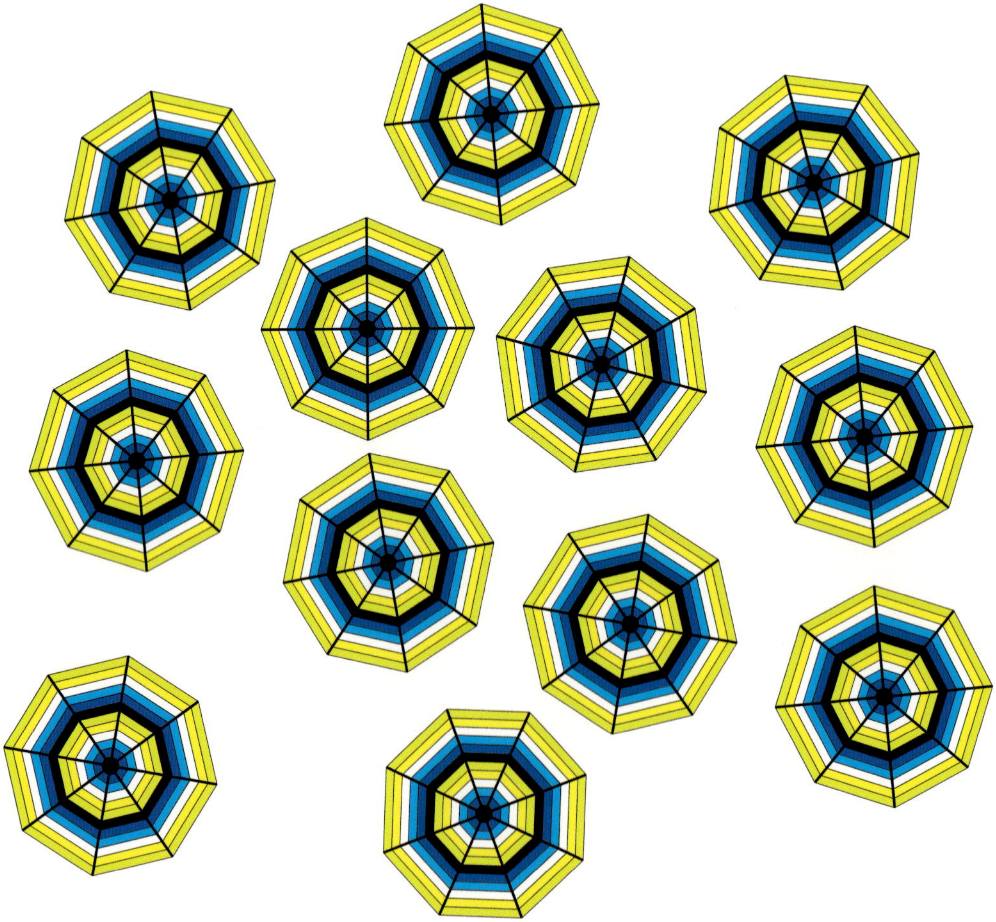

水路の流れのその先は……

渦巻き状の水路を何かが流れているように見えます。行きつく先はわかりませんが、その水の流れに身をゆだねてしまっては!?

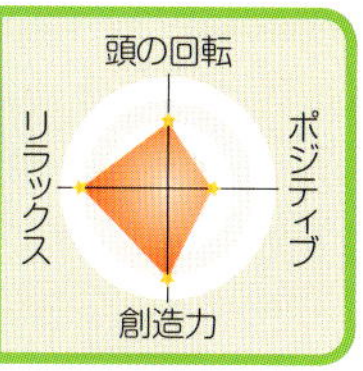

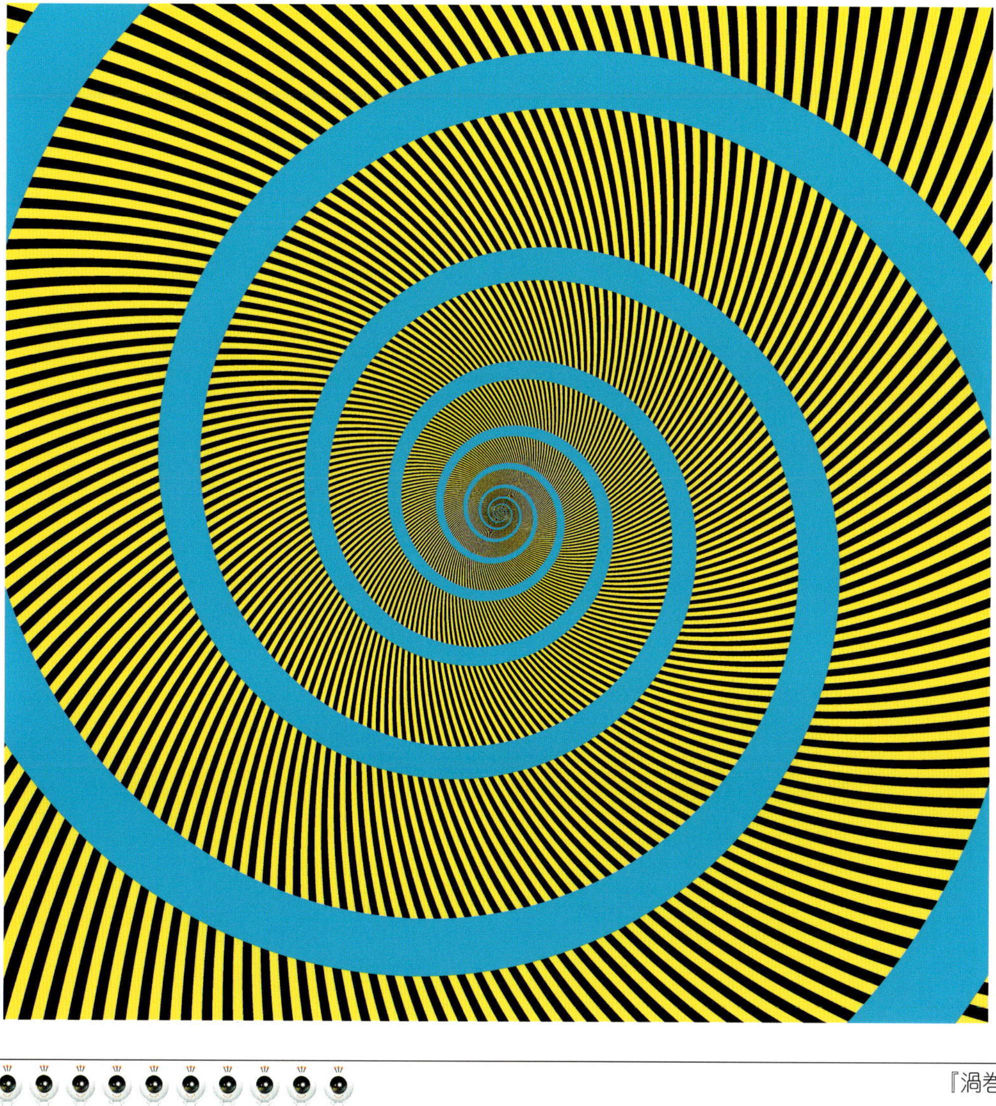

トリックレベル

『渦巻き水路』

あなたに見えるのはどっち!?

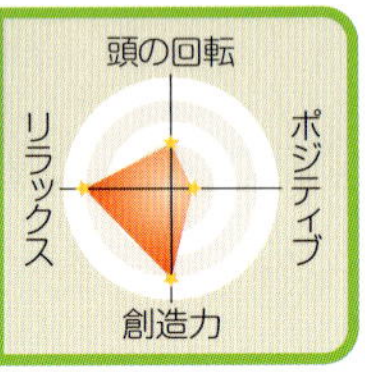

透き通った三角形が球の手前にあるように見えます。黄色の三角形が見えると球は青色に、青色の三角形が見えると球は黄色に……。また、拡大するように見えることも！

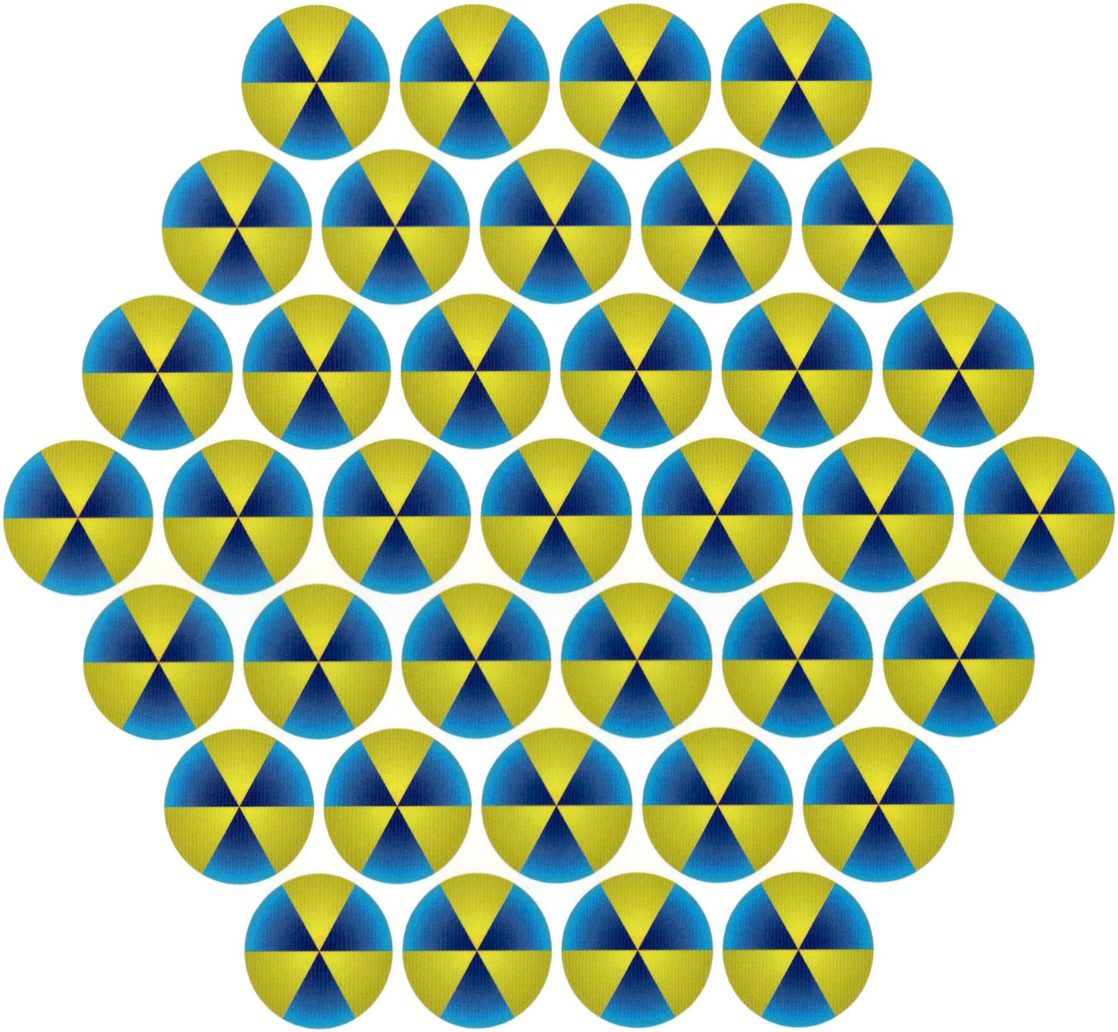

『ラジオアイソトープ』

ふくれっ面のフグたち

なんともとぼけた表情のフグが12匹。何もしなくても、このフグたちが拡大して見えます。こんな顔をして怒ってるのかな!?　まぁまぁ、気を静めて……。

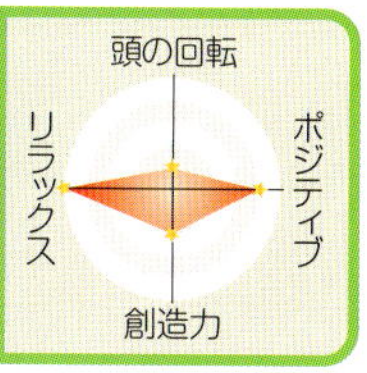

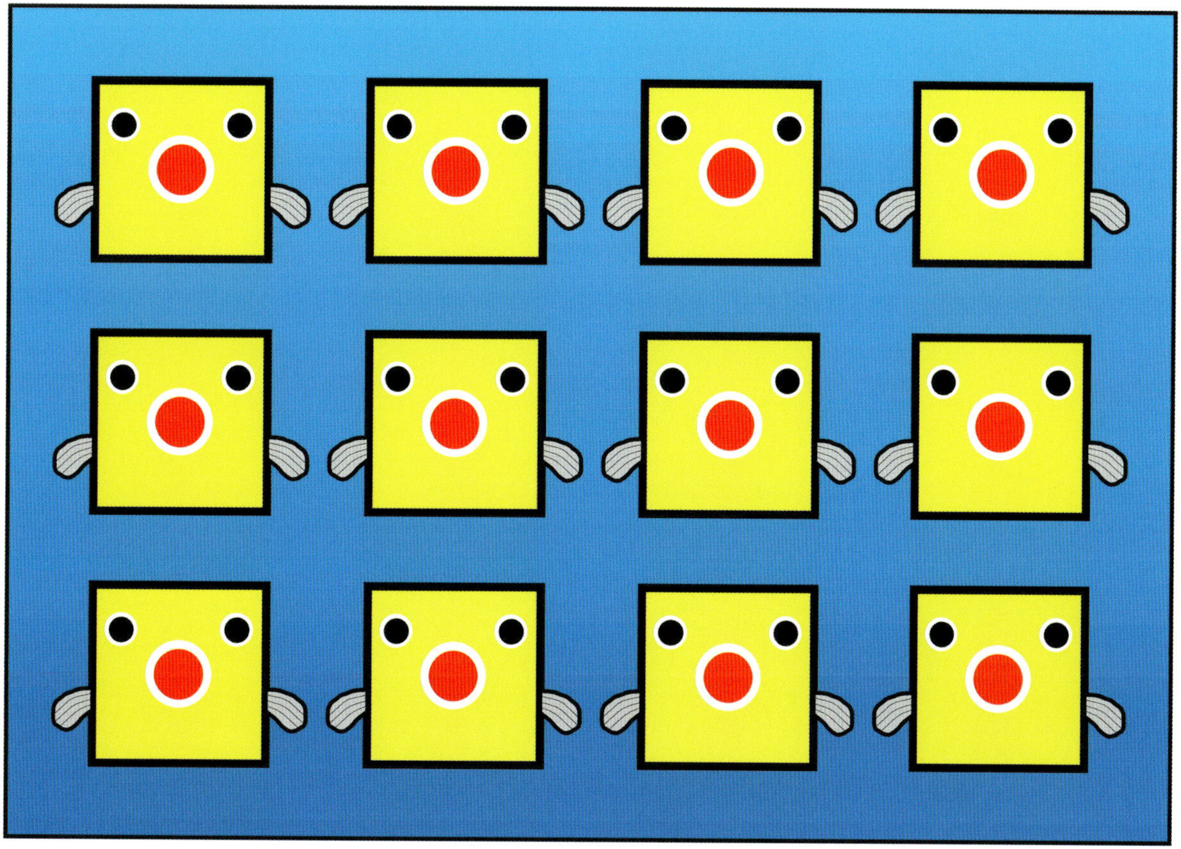

同じ色なのに、そうは見えない!?

同心円の内側のリングはすべて同じ色（青）ですが、黄色のリングに囲まれるとより青く、水色のリングに囲まれると黒く見えます。離れて見るほど効果は大！

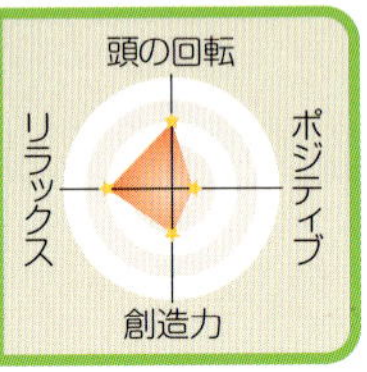

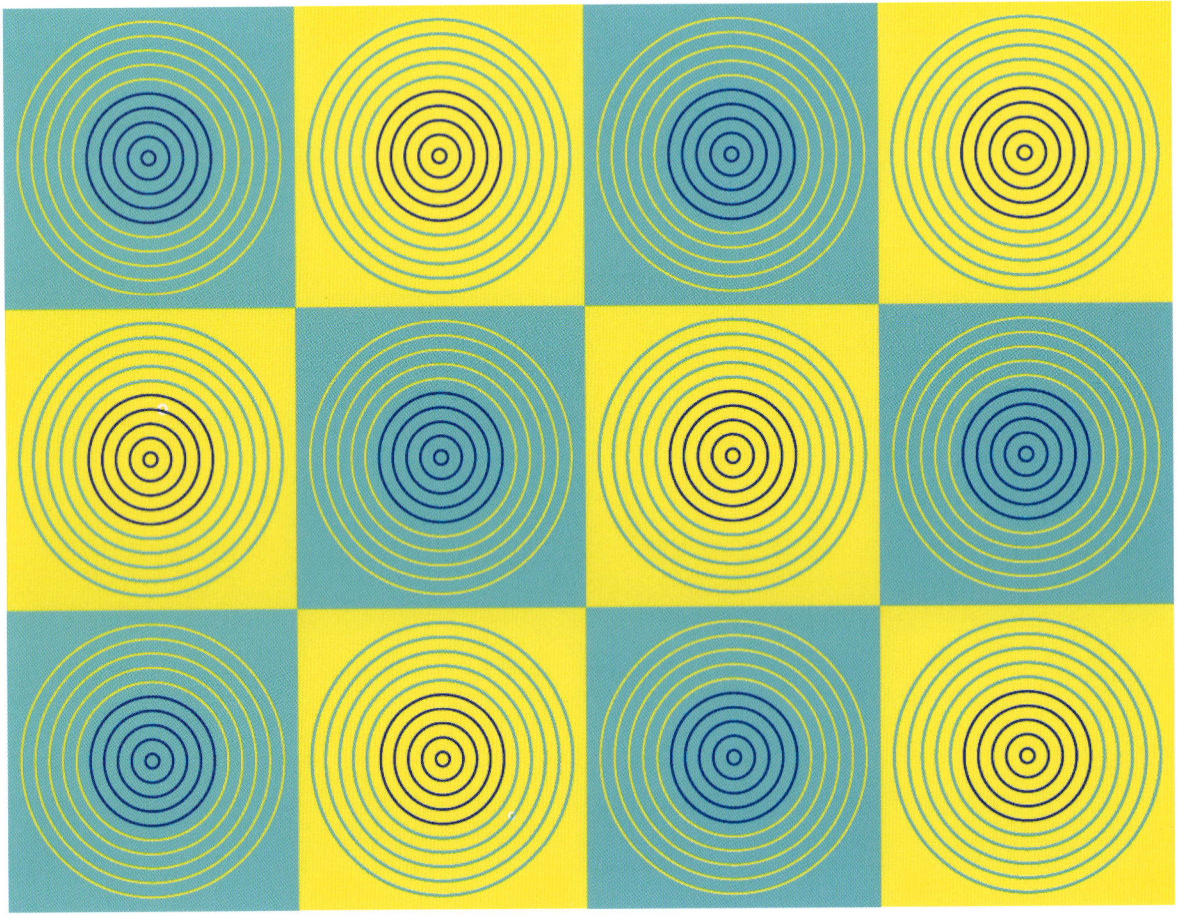

トリックレベル

『ぐるぐる6』

信じてください！ 同じ色なんです！

同心円の内側の４つのリングはすべて同じ色（オレンジ）ですが、違う色に囲まれると異なって見えます。こちらも離れて見るほど効果は大。信じられない!?

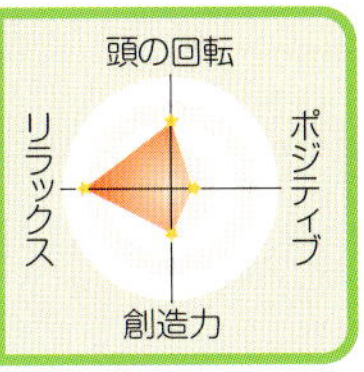

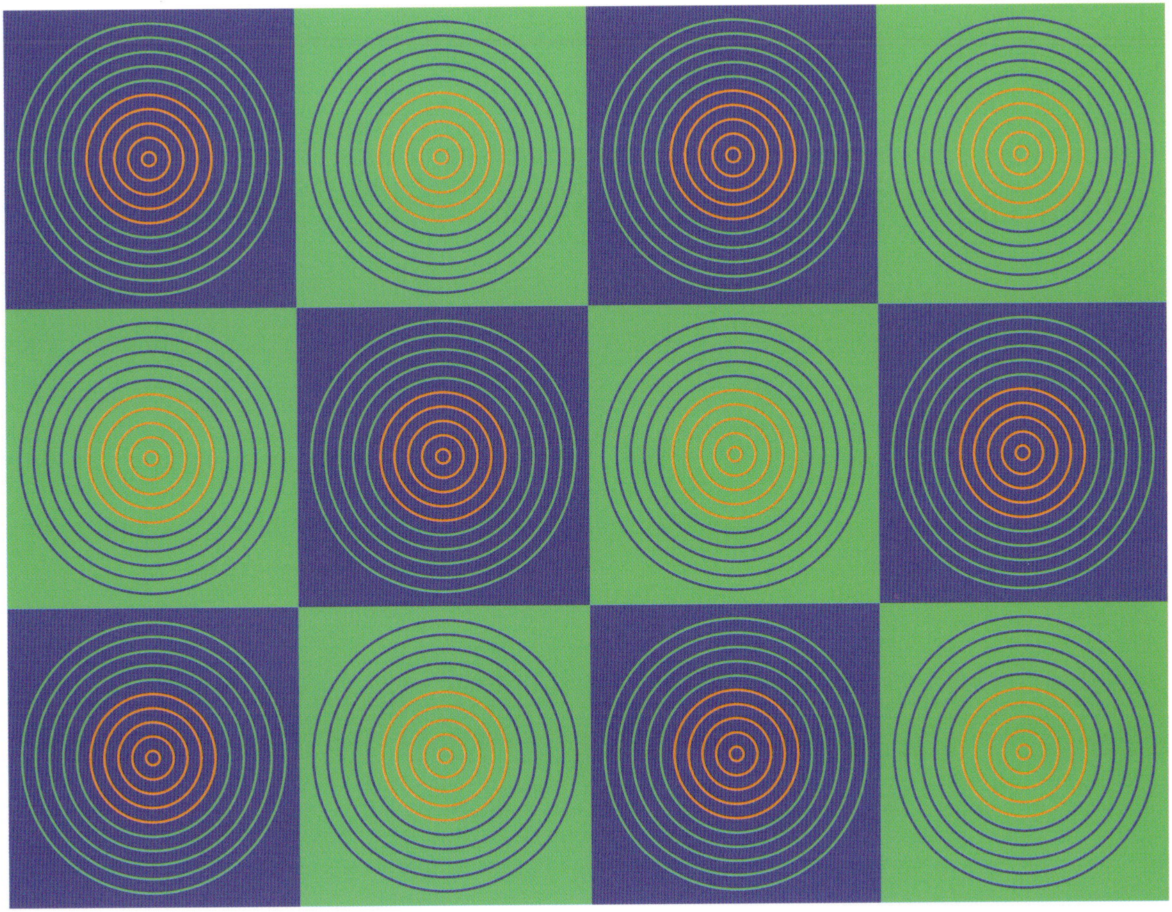

まぶたが閉じてしまう……

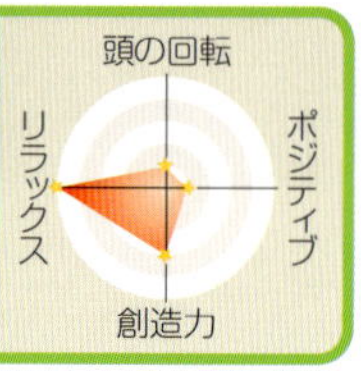

縞模様の部分が縮小するように見えます。縞模様は垂直なのですが、左半分は右に、右半分は左に傾いて見えるでしょう。じっと見てると、なんだか睡魔に襲われそう。

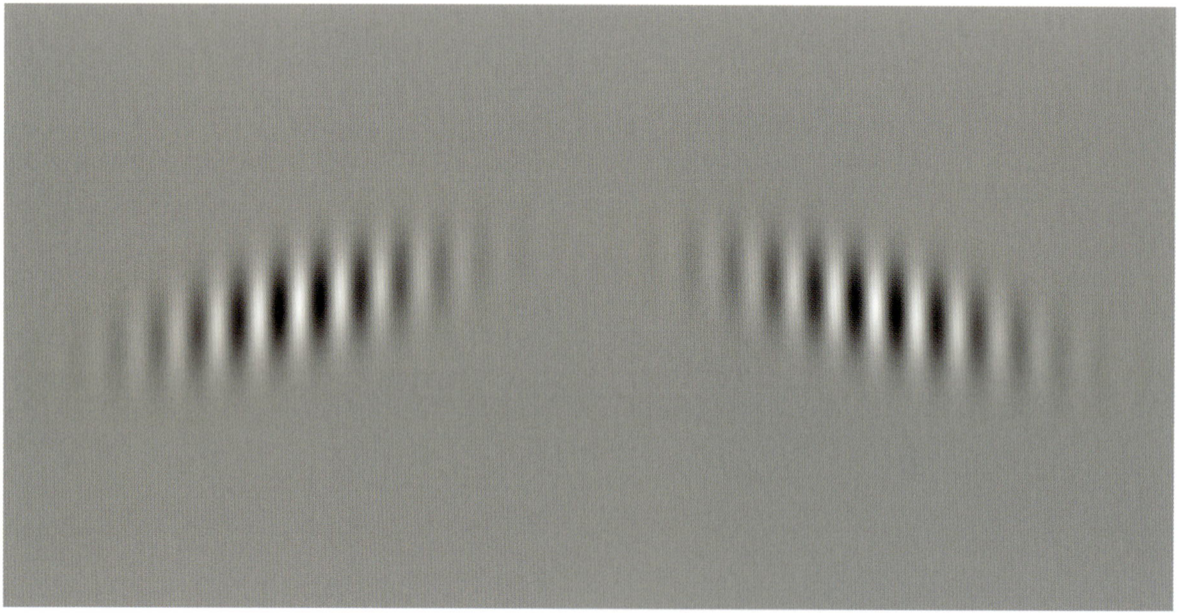

『睡魔』

波打ち、満ち欠けする月

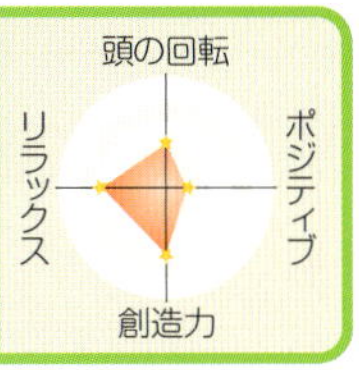

立体的に波打って見えます。しかも、じっとながめてると、円が動いて見えてきませんか？　月の満ち欠けを表しているようにも見えます。

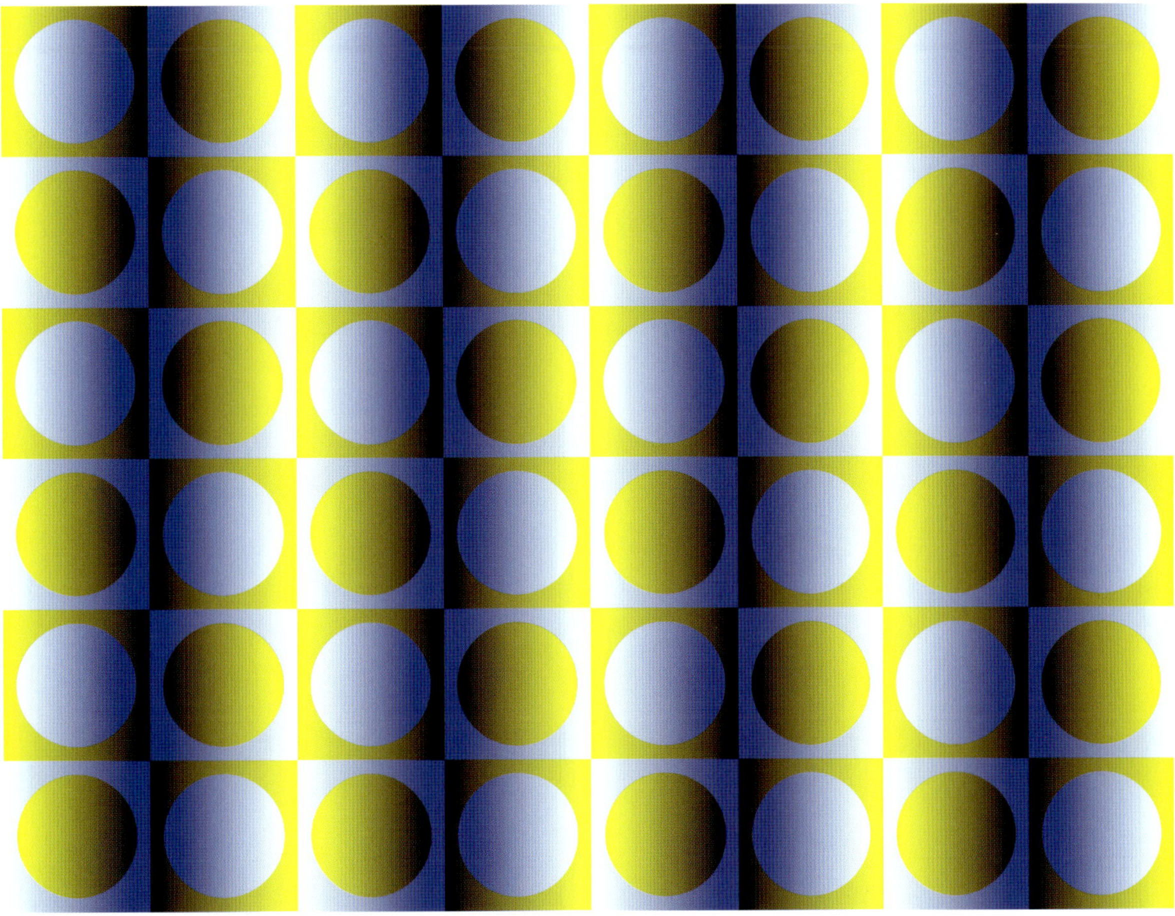

『円の波』

トリックレベル

何もないのにオレンジ色

波線に囲まれている領域は、本当は白。なのに、色づいて見えます（ピンナの水彩効果）。また、この領域が拡大して見えてきます。

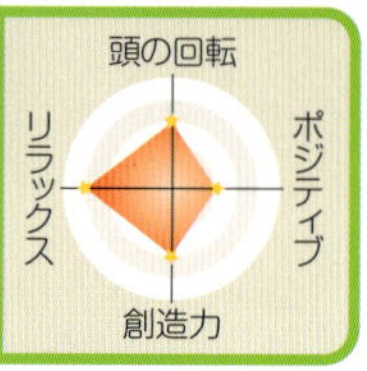

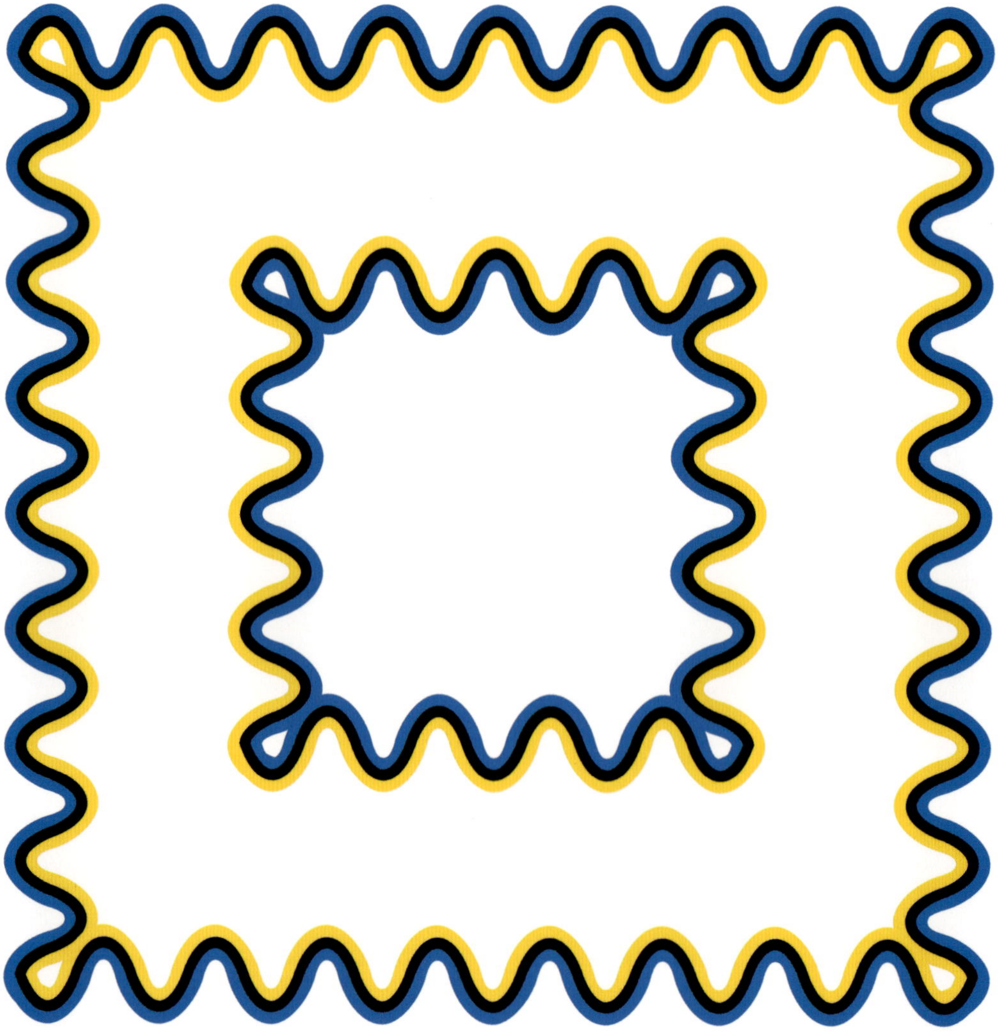

トリックレベル

『水彩効果の拡大』

遊園地ではしゃぎすぎちゃった!?

市松模様が局所的に回って見えます。熱に浮かされたような気分になってきませんか？
なんだか遊園地ではしゃぎすぎて酔っちゃったみたい!!

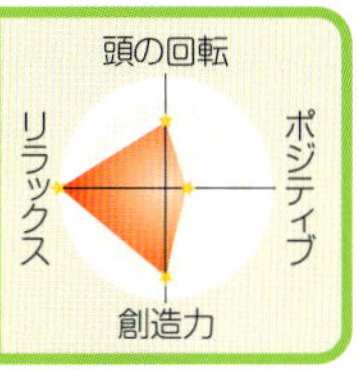

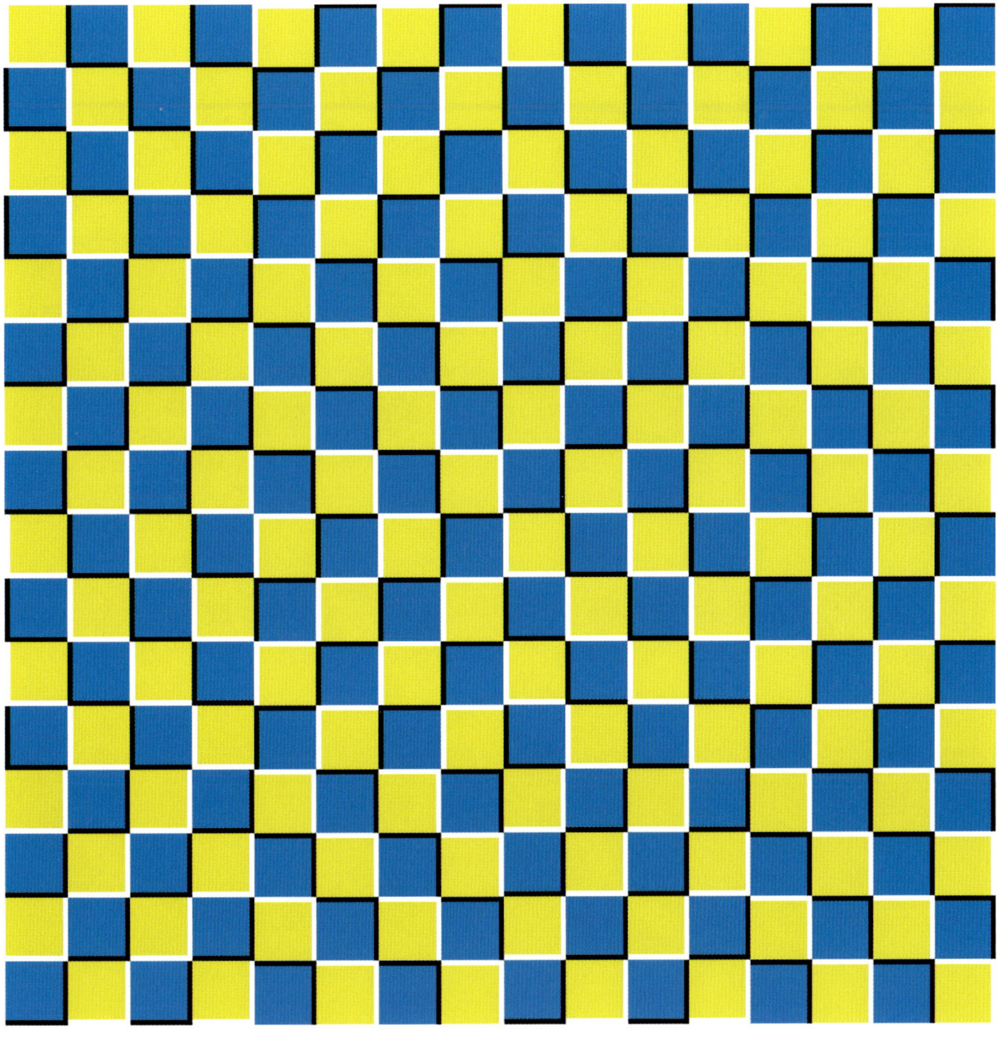

トリックレベル

『メリーゴーランド熱』

近づく４つの台風に注意！

４つの台風がどんどん拡大します。また、ひとつの台風の中心を見ながら目を近づけたり遠ざけたりすると、リングが回転して見えます（ピンナによる錯視）。

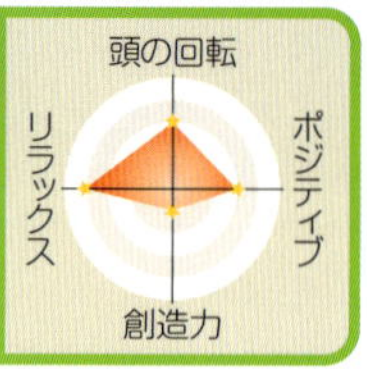

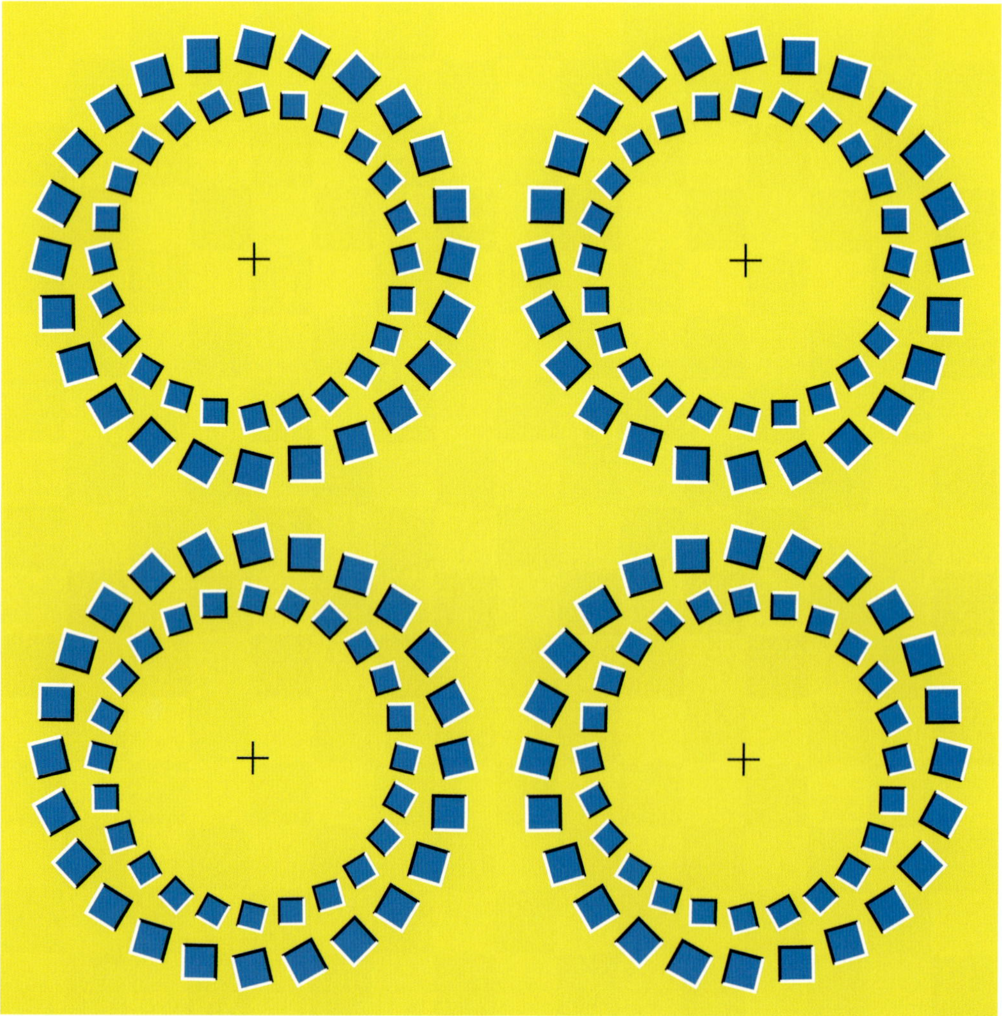

『発達中の台風』

Trick Eyes

KANZEN トリック・アイズ シリーズ

脳が活性化する魔法のイラスト集
トリック・アイズ ブレイン

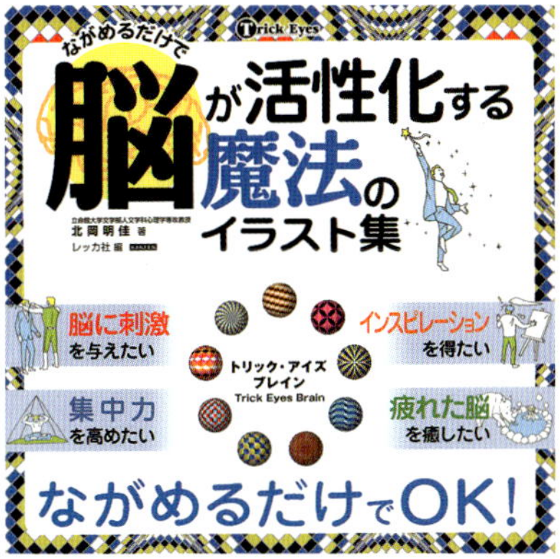

著・監修：北岡明佳　定価：1,344円(税込)　ISBN 4-901782-71-1

「脳に刺激を与えたい」「集中力を高めたい」「インスピレーションを得たい」「疲れた脳を癒したい」という現代人が抱える4つの大きな悩みに対応した、世界が注目する魔法のイラスト集の第１弾！　止まっているはずのイラストが、「消える！」「動く！」「回る！」。ながめるだけで脳が活性化する不思議なイラスト集で、あなたも脳を活性化させてみてはいかが？

トリック・アイズ

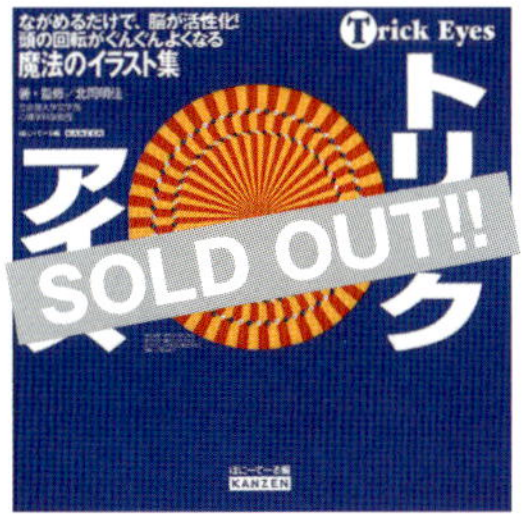

著・監修：北岡明佳
定価：1,260円(税込)
SBN 4-901782-11-8

トリック・アイズ第1弾。誰にでも見える不思議なイラスト集。

トリック・アイズ 2

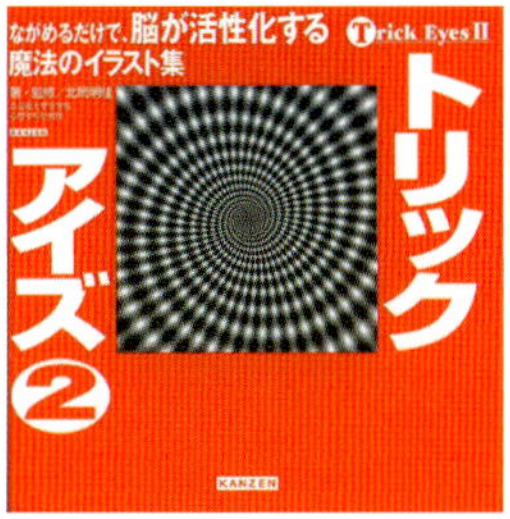

著・監修：北岡明佳
定価：1,260円(税込)
ISBN 4-901782-16-9

シリーズ第2弾。だまされる快感を追求したイラストが満載！

トリック・アイズ グラフィックス

著・監修：北岡明佳　定価：1,974円(税込)
ISBN 4-901782-53-3

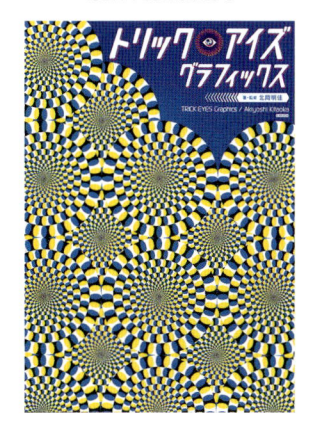

欧米をはじめ、世界で人気沸騰中のアートの新境地“錯視デザイン”。美しくデザイン性の高い作品を多数収録。『蛇の回転』など約100点を集めた錯視デザイン作品集！

脳を刺激するサイエンスアートブック
トリック・アイズ デザイン

著・監修：北岡明佳　定価：1,800円(税込)
ISBN 978-4-901782-96-8

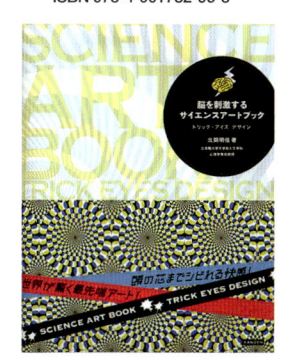

世界初の"錯視デザイン"作家・北岡明佳の最新作品集。美しさを追求したクオリティーの高い作品があなたの脳を刺激する！　頭の芯までシビれる驚きのアートブック。

【お問い合わせ】株式会社カンゼン　TEL03-5295-7723　http://www.kanzen.jp/　錯視デザイン作品の商業利用に関するお問い合わせを受け付けています。

著　者　北岡 明佳

本文・ライティング　松渕 寛之
カバー・本文イラスト　岡田 丈
アイコン・図版　DEKO
カバー・本文デザイン　貞末 浩子

もっと脳が活性化する魔法のイラスト集
トリック・アイズ　ブレイン２

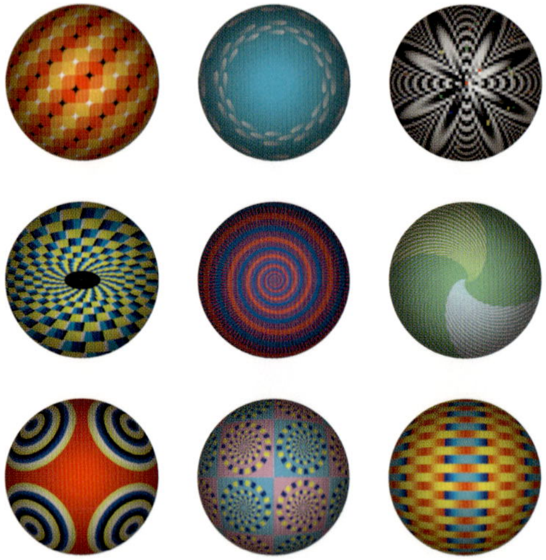

発行日　2007年8月6日　初版

著　者　北岡 明佳
発行人　屋木 達也
発行所　株式会社カンゼン
〒101-0021
東京都千代田区外神田2-7-1 開花ビル4F
TEL　03（5295）7723
FAX　03（5295）7725
http://www.kanzen.jp/
郵便振替 00150-7-130339

印刷・製本　株式会社シナノ

ISBN 978-4-86255-001-9
Printed in Japan
定価はカバーに表示してあります。

● 北岡明佳制作の錯視デザイン作品に関しまして、商業利用を希望される場合は、弊社までお問い合わせください。**trickeyes@kanzen.jp**
● 本書に関するお電話等によるご質問には一切お答えできません。ご意見、ご感想に関しましては、**kanso@kanzen.jp**までEメールにてお寄せください。お待ちしております。

錯視デザイン作品を長時間見続けると気分が悪くなることがありますので、適度な休憩をとりながらお楽しみください。また、まばたきによって錯視を楽しむ作品につきましては、まばたきのやり過ぎにご注意ください。特に、目に病気のある方は、まばたきを使ってのご鑑賞はご遠慮ください。

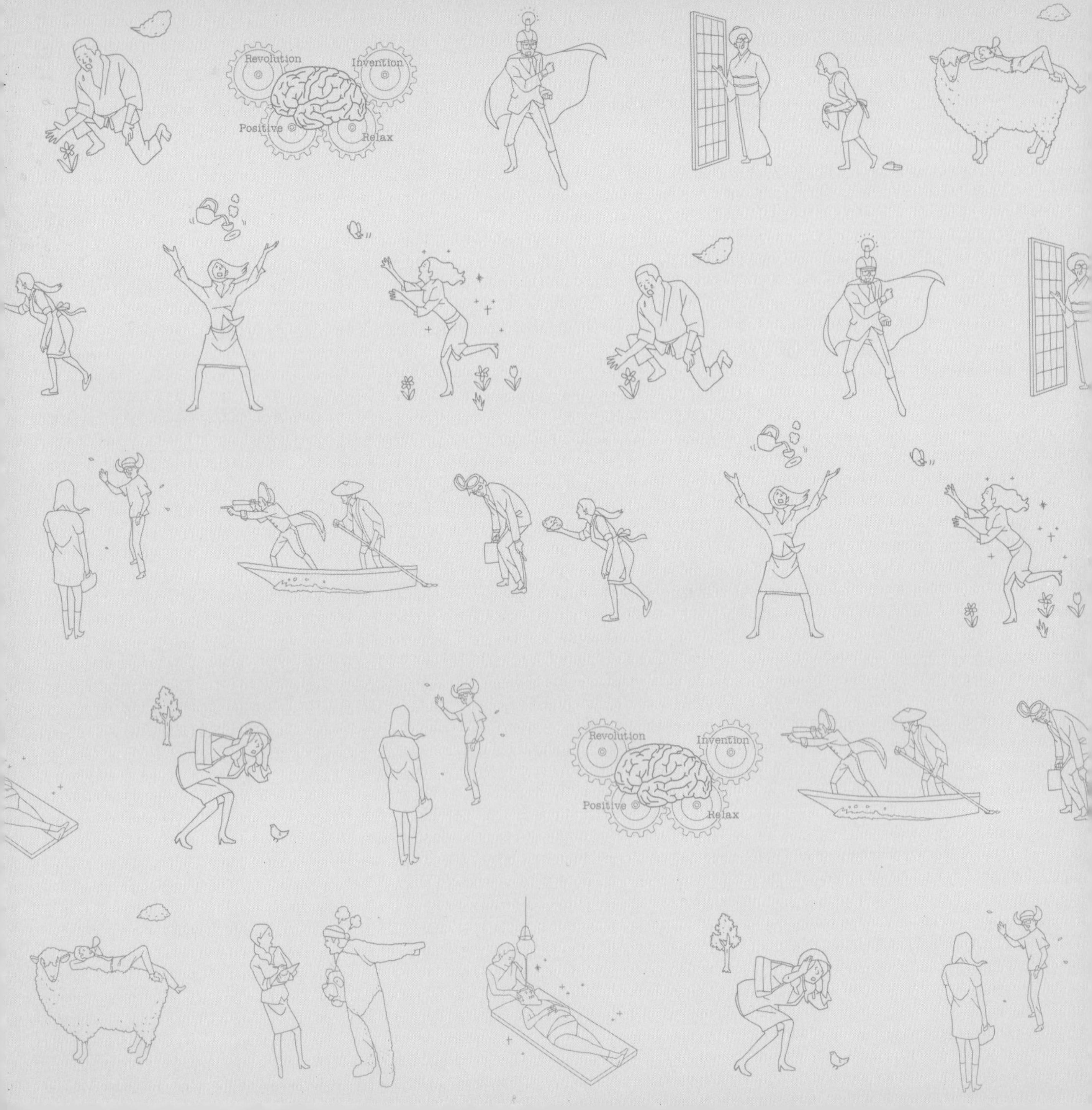
Revolution
Invention
Positive
Relax
Revolution
Invention
Positive
Relax